Dr. med. Leveke Brakebusch
Prof. Dr. med. Armin Heufelder

Leben mit Morbus Basedow

Ein Ratgeber

Dr. med. Leveke Brakebusch
Prof. Dr. med. Armin Heufelder

Leben mit Morbus Basedow

Ein Ratgeber

5., überarbeitete Auflage

W. Zuckschwerdt Verlag
München · Wien · New York

Hinweis:
Aufgrund der ständig wachsenden medizinischen Erkenntnisse bei der Behandlung des Morbus Basedow muss darauf hingewiesen werden, dass die im Buch enthaltenen Angaben zu Dosierungen von Medikamenten und Behandlungsstrategien dem medizinischen Wissensstand zum Zeitpunkt der Veröffentlichung des Buches entsprechen. Es ist üblich, dass Behandlungsformen sich mit dem medizinischen Kenntnisstand ändern. Die Erklärungen und Hinweise im Buch ersetzen nicht den Arztbesuch. Jeder Basedow-Patient sollte die für ihn in Frage kommende Therapie mit einem auf Morbus Basedow spezialisierten Arzt absprechen. Für Dosierungsangaben oder Unverträglichkeiten von Medikamenten kann keine Gewähr übernommen werden.

Die Autoren:
Dr. med. Leveke Brakebusch — www.MorbusBasedow.de/kontakt.html
Prof. Dr. med. Armin Heufelder — Elisenstraße 3a, 80335 München, www.prof-heufelder.de

Umschlagbild: E. Sommerfeld

Auslieferungen W. Zuckschwerdt Verlag GmbH

Brockhaus Commission
Verlagsauslieferung
Kreidlerstraße 9
D-70806 Kornwestheim

Österreich:
Maudrich Verlag
Spitalgasse 21a
A-1097 Wien

USA:
Scholium International Inc.
151 Cow Neck Road
Port Washington, NY 11050

Bibliografische Information Der Deutschen Bibliothek

Die Deutsche Bibliothek verzeichnet diese Publikation in der Deutschen Nationalbibliografie; detaillierte bibliografische Daten sind im Internet über http://dnb.ddb.de abrufbar.

Printed in Germany by Kessler Druck + Medien, Bobingen

ISBN 978-3-88603-918-0

Inhalt

Vorwort

1999 wurde bei mir Morbus Basedow festgestellt. Als Fachärztin für Frauenheilkunde wusste ich wenig über Ursachen, Symptome oder Therapie der Krankheit, obwohl ich durch Studium und 7 Jahre Berufserfahrung über ein breit gefächertes allgemeines medizinisches Wissen zu verfügen glaubte. Auch die medizinische Fachliteratur konnte meine zahlreichen Fragen nur unzulänglich beantworten.
Aufgrund der Symptome des Morbus Basedow und einer weiteren rheumatischen Autoimmunkrankheit konnte ich meinen Beruf als Ärztin im Krankenhaus nicht mehr ausüben. Ich begann, alle verfügbaren Informationen über den Morbus Basedow zu sammeln. Meine Odyssee von Arzt zu Arzt, vor und nach der Diagnosestellung, und die Erfahrungen anderer Betroffener führten zu der Idee, ein Handbuch für Basedow-Kranke zu schreiben. Dieses Buch soll durch viele praktische Informationen Basedow-Kranken das Leben mit der Krankheit erleichtern.
Bei einem Vortrag in einer Schilddrüsen-Selbsthilfegruppe beschrieb ein Schilddrüsenspezialist vor einer Gruppe von Basedow-Erkrankten seine Sicht mit den Worten: „Das Schlimmste am Morbus Basedow sind die anstrengenden Patienten." Aus seinem Blickwinkel mag das richtig sein, schließlich kann keine sichere Heilung der Krankheit in Aussicht gestellt werden. Diese Situation kränkt den Arzt, der ja mit dem Wunsch zu heilen angetreten ist, und ängstigt den Erkrankten, der nicht nur unter den Symptomen leidet, sondern auch in seiner Lebensplanung verunsichert wird.
Der Basedow-Kranke ist einer Fülle von verschiedenen Symptomen durch die Erkrankung des Immunsystems ausgesetzt, die seine Stimmungslage beeinflussen. Oft ist der von seinen Hormonen angestachelte Patient leicht reizbar oder sogar aggressiv. Häufig sieht sich dieser Kranke einem Arzt gegenüber, der die zahlreichen Symptome des Morbus Basedow nicht kennt, der für die Beschwerden des Patienten keine Zeit erübrigen kann und dem es schlimmstenfalls auch an Einfühlungsvermögen in die schwierige Situation des Kranken mangelt. So ergibt sich ein ungünstiges Arzt-Patient-Verhältnis.
Viele Patienten werden nach der Therapie wieder ganz gesund, auch wenn die Störung der Immunabwehr nicht grundsätzlich geheilt werden kann. Einige Patienten leiden aber auch nach Einleitung einer Therapie unter zahlreichen, schubweise auftretenden Beschwerden.

Auch nach Normalisierung des Schilddrüsenstoffwechsels können diese im weiteren Krankheitsverlauf den Patienten und auch den Arzt beunruhigen.
Für die Betroffenen ist es nicht leicht, mit den Beschwerden und gesundheitlichen Störungen zu leben. Der Basedow-Patient benötigt einen Arzt, der ihn sowohl medizinisch als auch menschlich unterstützen und begleiten kann.

Nicht der Erkrankte ist schwierig, sondern die Krankheit ist schwierig.

Mit den negativen Arzterfahrungen von Basedow-Patienten lassen sich mühelos Bücher füllen, und dies nicht nur, weil Basedow-Patienten leicht in Wut geraten. Morbus Basedow ist eine schwierige Krankheit. Nahezu jeder Basedow-Kranke kommt einmal an den Punkt, an dem der behandelnde Arzt die von ihm geklagten Beschwerden nicht glaubt. Der vom Arzt geäußerte Satz „das kann nicht sein" belastet das Arzt-Patient-Verhältnis oder beendet es nicht selten.
Das in Zusammenarbeit mit Herrn Prof. A. Heufelder entstandene Buch soll Erkrankten und Ärzten helfen, ihr Wissen über die Krankheit zu erweitern. Die allzu oft vorhandene Kluft zwischen Arzt und Patient soll dabei überbrückt werden, um gemeinsam gegen die Probleme der autoimmunen Schilddrüsenkrankheit vorzugehen.
Für die vielen guten Ratschläge und die Ermutigung von anderen Betroffenen bin ich sehr dankbar.
Ich danke meiner Familie und meinen Freunden für ihre ausdauernde Unterstützung. Ganz besonders danke ich meinem lieben Mann, der mich bei Krankheitsrückfällen immer wieder aufgebaut hat und ohne dessen Hilfe ich dieses Buch nicht hätte schreiben können.

Leveke Brakebusch

Vorwort

Der Morbus Basedow und die damit verbundene Augenerkrankung, die endokrine Orbitopathie, zählen zu den schwierigsten, facettenreichsten und dabei immer wieder faszinierenden Krankheitsbildern der Inneren Medizin. Die Betreuung und Beratung von Patienten mit diesem Beschwerdebild stellt für den behandelnden Arzt einerseits ein Privileg, andererseits aber auch eine enorme Herausforderung dar, denn er arbeitet genau an der Schnittstelle zwischen verschiedenen Fachgebieten. Genaue Kenntnisse in der Inneren Medizin, der Endokrinologie, der Augenheilkunde, der Immunologie und der Psychoneuroimmunologie sind gefordert, wenn das komplexe Beschwerde- und Manifestationsmuster in der nötigen Tiefe erfasst werden soll.

So wichtig der fachübergreifende Betreuungs- und Behandlungsansatz auch ist, so schwierig ist es dabei, ein kompetentes, erfahrenes und engagiertes Team aus Spezialisten verschiedener Fachdisziplinen zusammenzuführen, um die bestmögliche Beratung und Entscheidungsfindung bei den vielfältigen klinischen Problemen dieses Krankheitsbildes zu gewährleisten. Wie ausgeprägt der Mangel an kompetenten Anlaufstellen für Basedow-Patienten auch heute immer noch ist, zeigen die oft sehr langwierigen und verschlungenen Irrwege vieler Betroffener. Bis heute müssen Patienten mit Morbus Basedow nicht selten lange Leidenswege durchlaufen und sich mit vielen, teils auch widersprüchlichen Meinungen und Empfehlungen abfinden, bevor sie schließlich zum Ziel kommen. Leider vergeht dabei oft wertvolle Zeit, die inbesondere bei einem ungebremsten Fortschreiten der endokrinen Orbitopathie kaum noch aufzuholen ist.

Mein wissenschaftliches und klinisches Interesse an autoimmunen Schilddrüsenerkrankungen, speziell dem Morbus Basedow und der endokrinen Orbitopathie, wurde vor über 15 Jahren eher zufällig geweckt. Seitdem hat mich die Faszination dieses Themas nie wieder losgelassen. Auch wenn sich an der Behandlung des Morbus Basedow in den letzten 20 Jahren augenscheinlich wenig verändert hat, die Erkenntnisse über seine Ursachen, das Feingefühl für die optimale Behandlung und die Möglichkeiten der Prävention haben rasant zugenommen. Und interessante Neuigkeiten zum Thema Morbus Basedow aus den Forschungslabors und Kliniken weltweit quellen fast täglich aus den Fachjournalen, den Kongressbänden und dem Internet.

Meine Freude war groß, als Frau Dr. Brakebusch mich vor einiger Zeit auf ihre intensive Beschäftigung mit dem Thema Morbus Basedow aufmerksam mach-

te und mich zur Mitarbeit an einer Internet-Informationsbörse und an dem nun vorliegenden Ratgeber motivierte. Aus dem Informationsnotstand zum Morbus Basedow geboren, entwickelte sich im Laufe der Zeit ein respektables kleines Handbuch, das sich – anders als Fachbücher und Übersichtsartikel – mit den vielen größeren und kleineren Problemen unserer Patienten im täglichen Umgang mit dem Morbus Basedow befasst. Natürlich liefert der Ratgeber auch alles Wissenswerte über den aktuellen Kenntnisstand zum Morbus Basedow. Wenngleich wir uns um eine ausgewogene, möglichst objektive Darstellung bemüht haben, sind persönliche Erfahrung und Erlebnisse aus der Betreuung von über 1500 Patienten mit Morbus Basedow eingeflossen.
Nach dem sehr positiven Echo auf die Internet-Seiten zum Morbus Basedow (www.morbusbasedow.de) bleibt nun der Wunsch, der vorliegende Ratgeber möge allen betroffenen Lesern und ihren Angehörigen das Leben mit dem Morbus Basedow erleichtern und beim Verstehen der Krankheit sowie bei der Therapieabwägung Hilfestellung bieten.

Armin E. Heufelder

Einleitung

A

Diagnose: „Morbus Basedow"

Die Diagnose „Morbus Basedow" führt beim Betroffenen zu zahlreichen Fragen. Eine Patientin schildert ihre ersten Eindrücke:

Bericht 1: Ich kann es noch gar nicht glauben ...

Bei mir ist in der letzten Woche Morbus Basedow diagnostiziert worden. Irgendwie kann ich noch gar nicht glauben, dass ich krank sein soll. Ich hatte folgende Symptome: schneller Puls, Schwindel, Schweißausbrüche. Was dazu kommt, ist ein dicker Kloß im Hals und ab und an leichte Halsschmerzen. Ich empfinde dies im Moment als besonders unangenehm. Diese Symptome sind von einem Tag auf den anderen da gewesen. Ich bin mir relativ sicher, dass ich vorher nie etwas derartiges hatte. Ich weiß noch genau, dass ich Montag vor drei Wochen plötzlich in Schweiß ausbrach, nachdem ich einen lächerlichen PC ein Stockwerk hochgetragen hatte.
Ich bekomme jetzt Carbimazol und habe viel Angst vor den möglichen Nebenwirkungen. Was ist denn nun? Werden meine Halsbeschwerden durch die Behandlung verschwinden oder muss ich von nun an damit leben? Ich mache mir auch Sorgen um meine Augen ...

Unter der Diagnose „Morbus Basedow" kann sich der Betroffene im ersten Moment nicht viel vorstellen. Was ist das für eine Krankheit?

Morbus Basedow ist nicht ansteckend.

Morbus Basedow ist eine Autoimmunerkrankung. „Autoimmun" bedeutet, dass der Körper sich durch eine falsche Reaktion des Immunsystems versehentlich selbst bekämpft. Morbus Basedow ist also verursacht durch einen Fehler im Immunsystem. Wichtig zu wissen: Die Krankheit ist nicht ansteckend.

Handelt es sich bei der Erkrankung um eine Schilddrüsenüberfunktion?
Morbus Basedow ist eine Krankheit, die den ganzen Körper betrifft und sich charakteristischerweise zunächst durch eine übermäßige Hormonproduktion der Schilddrüse bemerkbar macht.
Schilddrüsenhemmende Medikamente können in den meisten Fällen eine vollständige oder vorübergehende Heilung erreichen. Mit einem erneuten Auftreten des Morbus Basedow müssen Sie aber auch nach einer anfänglichen Heilung durch Medikamente ein Leben lang rechnen. Es ist deshalb wichtig, dass Sie bei jedem neuen Arztbesuch über Ihre Krankheit berichten, auch wenn keine Beschwerden mehr bestehen. Der Schweregrad und der Verlauf der Erkrankung können sehr unterschiedlich sein. Dieses Buch soll einen Überblick über bekann-

te Symptome des Morbus Basedow und zusätzlich auftretende Autoimmunkrankheiten geben. Häufig gibt es bei der Erkrankung milde Verläufe. Es müssen also nicht alle Symptome des Morbus Basedow auftreten. Zusätzliche Autoimmunkrankheiten werden nur bei einem Teil der Betroffenen gefunden. Sie müssen nicht damit rechnen, jedes mögliche Symptom und jede der beschriebenen zusätzlichen Autoimmunkrankheiten zu bekommen. Andererseits sollen die möglichen Symptome auch nicht beschönigt werden. Es ist meist leichter, sich mit einer Krankheit auseinanderzusetzen, deren Symptome und Probleme bekannt sind, als durch immer neue unerklärliche Beschwerden verunsichert zu werden.

Was bedeutet Morbus Basedow?

Das Wort „Morbus" ist lateinisch und bedeutet „Krankheit". „Basedow" steht für den Erstbeschreiber der Krankheit im deutschsprachigen Raum, den Merseburger Arzt Carl Adolph von Basedow.
Im englischsprachigen Raum wird die Krankheit nach dem irischen Arzt Robert James Graves „Graves' Disease" genannt, der unabhängig von Carl Adolph von Basedow die charakteristischen Symptome der Krankheit beschrieb.
Eine andere medizinische Bezeichnung für den Morbus Basedow ist die „Immunhyperthyreose". „Hyperthyreose" bedeutet Schilddrüsenüberfunktion.

Wie lange ist Morbus Basedow bekannt?

1840 beschrieb Carl Adolph von Basedow mit sehr großer Genauigkeit die später nach ihm benannte Krankheit. Basedow lebte zu dieser Zeit als praktischer Arzt und Chirurg in Merseburg. Die kennzeichnenden Merkmale der von Basedow so genannten „Glotzaugen-Kachexie" (Kachexie = Auszehrung) werden in der Medizin bis heute als „Merseburger Trias" bezeichnet. Die Merseburger Trias umfasst die hervortretenden Augen, die vergrößerte Schilddrüse und den beschleunigten Herzschlag. Als Ursache vermutete Carl Adolph von Basedow eine fehlerhafte Mischung des Blutes. Seine Beobachtungen zur Glotzaugen-Kachexie machte er bei insgesamt nur sechs Patienten. Es gelang ihm dabei, den großen Komplex der Krankheitserscheinungen beim Morbus Basedow detailliert zu beschreiben. Im Gegensatz zu der heute noch bei vielen Ärzten irrtümlich vorherrschenden Meinung, es handele sich beim Morbus Basedow lediglich um eine Schilddrüsenüberfunktion, hatte Carl Adolph von Basedow die Krankheit und ihre Auswirkungen auf zahlreiche Organe bereits in ihrer Gesamtheit erkannt. Die erste Beschreibung eines Morbus Basedow stammt aus Persien im Jahre 900 v. Chr.

Carl Adolf von Basedow beschrieb bereits 1840 die später nach ihm benannte Krankheit.

Vorkommen und Häufigkeit des Morbus Basedow

Frauen erkranken häufiger als Männer. Auf sieben bis neun erkrankte Frauen kommt ein erkrankter Mann. Die Krankheitshäufigkeit in der Bevölkerung insgesamt beträgt je nach Untersuchung etwa 1 bis 6%. Genaue Angaben über die Krankheitshäufigkeit gibt es für Deutschland jedoch nicht. In einigen Familien kommt Morbus Basedow gehäuft vor.
In Phasen der hormonellen Umstellung wie der Pubertät, nach einer Schwangerschaft und in den Wechseljahren kommt die Erkrankung häufiger zum Ausbruch. Ein Drittel der Betroffenen ist jünger als 35 Jahre. Auch Kinder können erkranken. Die Erkrankung ist im Kindesalter allerdings selten.
Schweregrad und Verlauf der Erkrankung können sehr unterschiedlich sein. Schilddrüsenhemmende Medikamente erreichen in vielen Fällen eine vollständige oder vorübergehende Heilung. Mit einem erneuten Auftreten des Morbus Basedow muss jedoch ein Leben lang gerechnet werden.

Bekannte Menschen, die an Morbus Basedow erkrankten, sind z. B. der Altbundeskanzler Helmut Schmidt, der Schlagersänger Heino sowie der ehemalige Präsident der Vereinigten Staaten George Bush Senior und seine Frau Barbara. Die Sportlerin Gail Devers erkrankte schwer an Morbus Basedow und gewann anschließend die Goldmedaille. Wenig bekannt ist, dass auch die Dichterin Annette von Droste-Hülshoff an einem Morbus Basedow litt.

Lage der Schilddrüse

Die Schilddrüse wird medizinisch als „Glandula thyreoidea" bezeichnet.
Sie liegt als kleines schmetterlingsförmiges Organ vor der Luftröhre. Der obere Rand grenzt an den Schildknorpel des Kehlkopfes. Bei einigen Menschen ist der Schildknorpel als „Adamsapfel" gut zu sehen.
Die Schilddrüse besteht aus zwei Lappen, die durch ein kleineres Zwischenstück, den Isthmus, miteinander verbunden sind. In seltenen Fällen kann sogar eine Auswölbung bis zum Mundboden bestehen. Dieser Anteil wird dann als Ductus thyreoglossus bezeichnet. Der Ductus thyreoglossus ist ein Überbleibsel aus der Embryonalzeit und stellt eine nicht krankhafte Variation der Anatomie dar.
Seitlich auf der Rückseite der Schilddrüse finden sich beidseits je zwei (gelegentlich auch drei) Nebenschilddrüsen (Epithelkörperchen oder Glandulae parathyreoideae), in denen Parathormon gebildet wird. Parathormon ist für die Regulierung des Kalziumhaushaltes erforderlich. Die Nebenschilddrüsen sind nur reiskorngroß und liegen außerhalb der Organkapsel der Schilddrüse.
Seitlich grenzen rechts und links die großen Halsgefäße (Halsschlagader und Vene) an die Schilddrüse. Der für die Funktion der Stimmbänder sorgende Nerv

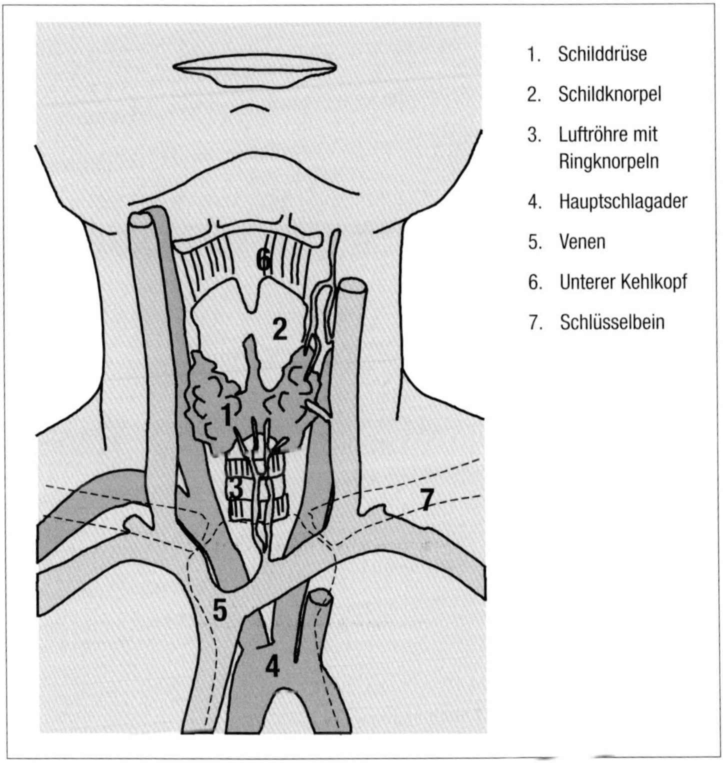

Abbildung 1: Lage der Schilddrüse

(Nervus laryngeus recurrens) zieht auf beiden Seiten seitlich hinten an der Schilddrüse entlang. Bei einer Schilddrüsen-Operation ist es wichtig, diese Nerven genau darzustellen und zu schonen, denn sie sind für die Stimmbildung und Atmung notwendig.

Wie groß ist die normale Schilddrüse?

Die Größe der Schilddrüse – oder genauer gesagt das Volumen – wird in Gramm oder Millilitern (ml) angegeben. Der Arzt kann mit Hilfe der Ultraschalluntersuchung feststellen, wie groß Ihre Schilddrüse ist.

Die normale Größe der Schilddrüse unterscheidet sich nach Alter, Geschlecht und Körpergröße des Untersuchten. Ein großer Mann wird beispielsweise ein größeres Schilddrüsenvolumen haben als ein kleiner. Eine für ihr Alter kleine 6-Jährige wird ein geringeres Schilddrüsenvolumen haben als ein gleich altes, aber insgesamt sehr großes Kind.

Tabelle 1: Schilddrüsenvolumen bei Erwachsenen

Frauen	13 – 18 ml
Männer	15 – 25 ml

Tabelle 2: Schilddrüsenvolumen bei Kindern und Jugendlichen

bis 4 Jahre	< 3 ml
bis 6 Jahre	< 4 ml
bis 10 Jahre	< 6 ml
bis 12 Jahre	< 7 ml
bis 14 Jahre	< 10 ml

Bei den Normwerten müssen individuelle Besonderheiten berücksichtigt werden. Die Normwerte sind lediglich Anhaltspunkte. Im Einzelfall kann eine Schilddrüse von 10 ml Größe für eine Frau bereits deutlich zu klein oder noch normal groß sein. Wird bei mehreren zeitlich versetzten Messungen eine Wachstumstendenz oder ein Schrumpfen der Schilddrüse festgestellt, so hat dies eine höhere Aussagekraft als ein einzelner abweichender Wert.
Bei guter Jodversorgung liegt die normale Schilddrüsengröße heute eher niedriger als in der oben angegebenen Tabelle. Neue Normwerte existieren jedoch noch nicht.
Halsschmerzen, das Gefühl, einen Kloß im Hals zu haben und Heiserkeit können durch eine autoimmune Schilddrüsenerkrankung ausgelöst werden. Diese Symptome können sowohl bei einer Vergrößerung als auch bei einer Verkleinerung auftreten. Manchmal treten die Symptome schubweise auf und werden von Phasen unterbrochen, in denen am Hals Beschwerdefreiheit besteht.

Wie wird Morbus Basedow festgestellt?

Um Morbus Basedow festzustellen, sind verschiedene Untersuchungen notwendig:

Tabelle 3: Untersuchungen für die Diagnose von Morbus Basedow

- Klinischer (oder körperlicher) Befund: Gesamtbild und Untersuchung des Betroffenen
- Blutuntersuchung
- Untersuchung der Schilddrüse durch
  - Abtasten (medizinisch: Palpation)
  - Ultraschall
  - Szintigramm (selten)
- Beurteilung des Augen- und Augenhöhlenbefundes

Zur Aufnahme des Gesamtbildes gehört insbesondere die Untersuchung auf Symptome der Überfunktion (s. „Symptome").
Im Blut müssen die Schilddrüsenhormone und die Schilddrüsenantikörper bestimmt werden. Eine ausführliche Erklärung zu diesen Werten finden Sie im Kapitel „Antikörper".
Wichtig für die Diagnose ist eine Ultraschalluntersuchung der Schilddrüse. Eine nuklearmedizinische Untersuchung, ein so genanntes Schilddrüsenszintigramm, ist nur in besonderen Fällen erforderlich. Bei einem Szintigramm wird ein radioaktives Röntgenkontrastmittel (Technetium) in die Blutbahn gespritzt. Das Kontrastmittel reichert sich in der Schilddrüse an und gibt Strahlung ab, die auf der nuklearmedizinischen Aufnahme der Schilddrüse sichtbar wird. Durch das Szintigramm kann dann eine Aussage über die Aktivität des vorhandenen Schilddrüsengewebes gemacht werden. Bei Schwangeren und Kindern darf wegen der Strahlenbelastung kein Szintigramm gemacht werden.

Die Ultraschalluntersuchung

Die Ultraschalluntersuchung oder Sonographie ist eine schmerzlose und nebenwirkungsfreie Untersuchung, bei der durch Ultraschallwellen ein Bild der Schilddrüse gewonnen werden kann. Sie eignet sich zur Beurteilung der Schilddrüsengröße und -struktur und deren Veränderung im Laufe der Zeit. Auch flüssigkeitsgefüllte Hohlräume (Zysten) oder Knoten können nachgewiesen werden. Die gesunde Schilddrüse erscheint auf dem Ultraschallbild eher hellweißlich (echoreich) im Gegensatz zur umgebenden Muskulatur.

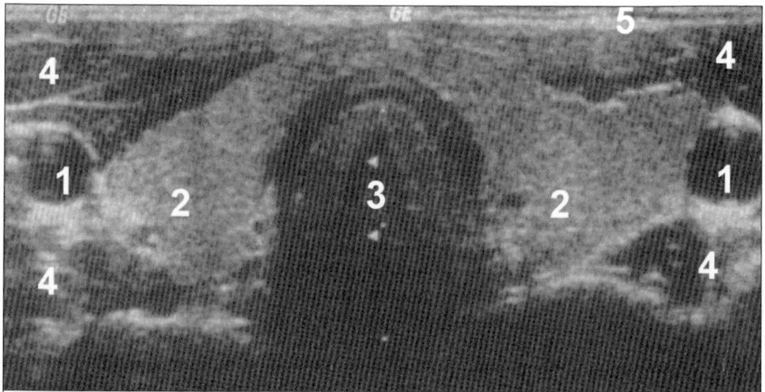

1 Halsschlagader 2 Schilddrüsenlappen	3 Luftröhre mit Schall- auslöschung unterhalb der Luftröhrenvorderwand	4 Vordere und hintere Halsmuskulatur 5 Haut

Abbildung 2: Ultraschallbild der normalen Schilddrüse, Querschnitt

Eine Basedow-Schilddrüse stellt sich dagegen im Ultraschall eher dunkler (echoarm) dar. Echoarm kann die Schilddrüse außer beim Morbus Basedow auch bei einer Hashimoto-Thyreoiditis sein.
Knoten können mittels Ultraschall und zusätzlich durch eine Szintigraphie beurteilt werden. Je nach Art und Größe sind weitere regelmäßige Kontrolluntersuchungen notwendig. In einigen Fällen kann auch eine Punktion der Schilddrüse oder eine operative Knotenentfernung nötig sein. Eine Unterscheidung von hormonproduzierenden (heißen) Knoten oder nicht hormonproduzierenden (kalten) Knoten ist mittels Ultraschall nicht möglich.

Die Szintigraphie

Bei einer Szintigraphie wird ein radioaktives Nuklid (Technetium) in die Blutbahn gespritzt. Durch das Szintigramm kann eine Aussage über die Aktivität des vorhandenen Schilddrüsengewebes gemacht werden. Bei Schwangeren darf wegen der Strahlenbelastung kein Szintigramm gemacht werden.
Für die Szintigraphie stehen mehrere radioaktive Nuklide zur Verfügung.

Tabelle 4: Radionuklide für die Szintigraphie
99m-Tc-Pertechnetat (Technetium)
123-J oder 131-J (Jod)

Üblich ist heute die Anwendung von Technetium. Das Technetium lagert sich kurzzeitig in der Schilddrüse ein und gibt geringe Mengen radioaktiver Strahlung ab. Die abgegebene Gamma-Strahlung kann als Bild der Schilddrüse auf einer speziellen Röntgenaufnahme sichtbar gemacht werden.
Je nach Anreicherung der radioaktiven Substanz in der Schilddrüse können mehrere zeitlich versetzte Aufnahmen bei einem Szintigramm erforderlich sein. Die Untersuchung dauert üblicherweise etwa 15 bis 20 Minuten.
Mit Hilfe des Szintigramms können verschiedene Funktionszustände der Schilddrüse sichtbar gemacht werden. Aktives und weniger aktives Gewebe stellen sich dabei unterschiedlich dar.
Als heiße Knoten oder autonomes Adenom werden Schilddrüsenknoten bezeichnet, die vermehrt und ungehemmt Hormone produzieren. Als kalte Knoten werden Gewebeknoten bezeichnet, die kein Nuklid mehr speichern. Ein kleiner Anteil der kalten Knoten kann verdächtig auf Schilddrüsenkrebs sein und eine Operation erforderlich machen. Der größte Teil der kalten Knoten ist jedoch gutartig.
Am Tag der Untersuchung sollten Sie kein Schilddrüsenhormon einnehmen, sofern Ihr Arzt Ihnen keine anders lautende Information gibt.
Mögliche Komplikationen sind Verletzungen beim Einspritzen in die Vene (extrem selten) oder Herzrhythmusstörungen, die bei einer Jod-Szintigraphie auftreten können. Die Strahlenbelastung bei einer Szintigraphie ist gering und liegt etwa in Höhe der Belastung durch eine Röntgenaufnahme der Brustwirbelsäule. Technetium zerfällt mit einer Halbwertszeit von etwa sechs Stunden. Der Uptake gibt an, mit welcher Aktivität die Schilddrüse Hormone umsetzen kann. Normalerweise liegt der Uptake zwischen 0,5 und 2%.

Tabelle 5: Normaler Technetium-Uptake (Tc-Uptake)
Tc-Uptake 0,5 – 2%

Der Uptake kann aus unterschiedlichen Gründen erniedrigt sein.

Tabelle 6: Gründe für einen erniedrigten Uptake

Erniedrigter Technetium-Uptake (Tc-Uptake)
Bei Hashimoto-Thyreoiditis (autoimmuner Unterfunktion):
Tc-Uptake < 0,5%
Nach einer Jodbelastung (z. B. nach Belastung mit jodhaltigem
Kontrastmittel): Tc-Uptake < 0,5%
Bei einer Thyreoiditis de Quervain: Tc-Uptake < 0,5%
Wenn die eigene Hormonproduktion durch eine zu hohe Dosis
Schilddrüsenhormon (Tabletten) vermindert wird: Tc-Uptake < 0,5%

Auch für einen erhöhten Uptake gibt es verschiedene Ursachen.

Tabelle 7: Gründe für einen erhöhten Uptake

Erhöhter Technetium-Uptake (TcTU)
Bei Schilddrüsenautonomie: TcTU bis 20%
Bei Morbus Basedow (autoimmune Überfunktion): TcTU bis 40%
Bei Hashitoxikose: TcTU > 3%
Bei Jodmangel: TcTU 2 – 5%

Augenbeteiligung beim Morbus Basedow

Zum Krankheitsbild des Morbus Basedow gehört eine besondere Augenerkrankung (auch „Augenbeteiligung“ oder „endokrine Orbitopathie“). Um dies festzustellen oder auszuschließen sollten Sie, auch wenn Sie keine Augenprobleme haben, einen mit Morbus Basedow erfahrenen Augenarzt aufsuchen. Der Augenarzt untersucht dann die Augenmuskelbeweglichkeit, das Gesichtsfeld, den Augeninnendruck und das Sehvermögen. In bestimmten Fällen kann auch eine Kernspintomographie der Augenhöhlen notwendig werden. Die Kernspintomographie ist eine Darstellungsmethode ohne Belastung durch Röntgenstrahlen. Eine genaue Abbildung bestimmter Organe oder Körperstrukturen wird durch das Erzeugen eines Magnetfeldes möglich. Menschen, die einen Herzschrittmacher haben, können nicht durch eine Kernspintomographie untersucht werden.

Häufig vergeht längere Zeit, bis die Diagnose Morbus Basedow mit Augenbeteiligung gefunden wird. Eine Betroffene berichtet von ihren Erfahrungen:

Bericht 2: Der fünfte Augenarzt

Die ganze Augenarzt-Rennerei dauerte so ungefähr 12 Monate. Jahrelang habe ich Kontaktlinsen getragen und sie von einem Tag auf den anderen nicht mehr vertragen. Die Augen wurden sofort rot, wenn ich sie ins Auge brachte. Drei Augenärzte sagten mir: „Ach – das ist nichts, Sie vertragen die Linsen halt nicht mehr, tragen Sie einfach eine Brille." Obwohl ich nun Brille trug, waren meine Augen sehr empfindlich: Ich scheute jedes Licht und die Sonne, hatte andauernd ein Fremdkörpergefühl, sie tränten nicht, sie schleimten. Des Öfteren plagte mich eine Bindehautentzündung, die Augen wollten am liebsten geschlossen sein. Computer und Fernsehen hielt ich nicht lange durch.
Auf einmal stellte ich fest, dass ein Auge größer wirkte als das andere. Ich besuchte den vierten Augenarzt. Sagte ihm, dass ich seit drei Monaten Medikamente gegen eine Schilddrüsenüberfunktion einnehme. Er sagte nach der Untersuchung: „Alles in Ordnung, sie haben nichts, nehmen sie mal die Tropfen hier täglich, sie haben nur trockene Augen, ist vielfach verbreitet."
Zwei Wochen später habe ich in unserer Tageszeitung von einem neuen Augenarzt gelesen, der eine Augenarztpraxis übernehmen wird. Habe mich sofort auf den Weg gemacht. Bin mitten in die Renovierungsarbeiten reingeplatzt. Zwischen Farbeimern und Teppichresten fand ich den streichenden Augenarzt. „Entschuldigung, dass ich Sie bei der Renovierung störe, aber ich brauche dringend Ihre Hilfe!" Er drehte sich um, schaute mich prüfend an und antwortete: „Guten Tag und keine Angst, ich sehe schon was Ihnen zu schaffen macht, kommen Sie Montag morgen, Sie sind meine erste Patientin!" Endlich wurde mir geholfen. Der fünfte Augenarzt hat sich für mich krumm gelegt. Alle drei Monate gehe ich nun zur Untersuchung und Sehschule. Auch wenn im Moment meine Augen wirklich OK sind (das nun schon ein Jahr). Jede kleinste Veränderung würde so erkannt und sofort behandelt.

Wie das Beispiel zeigt, ist es zusätzlich zur regelmäßigen Kontrolle beim Hormonfacharzt (Endokrinologen) besonders wichtig, einen Augenarzt aufzusuchen, der mit Morbus Basedow Erfahrung hat.

Eine besonders wichtige Frage soll gleich am Anfang beantwortet werden:

Ist Morbus Basedow heilbar?

Die Symptome des Morbus Basedow können in vielen Fällen durch eine geeignete Behandlung beseitigt werden. In einigen Fällen bleiben die Symptome nach Absetzen der Medikamente aus. Diese Patienten können als spontan geheilt bezeichnet werden. Allerdings kann auch bei diesen Menschen noch nach Jahren ein Rückfall auftreten. In anderen Fällen bleiben die Krankheitserscheinungen über Jahre bestehen. Eine sichere Heilungsmethode gibt es nicht. Morbus Basedow ist eine chronische, das heißt lang dauernde Krankheit.
Der chronische Krankheitsverlauf erfordert viel Geduld. Durch Rückschläge dürfen Sie sich nicht entmutigen lassen.
Oft ist eine Änderung der Lebensweise sinnvoll, um der Störung des Immunsystems den Nährboden zu entziehen. Die Aussichten, wieder ein „normales" Leben wie vor Krankheitsbeginn führen zu können, sind aber gut. Auch wenn dauerhaft Symptome bestehen bleiben und keine Heilung eintritt, kann ein Leben mit Morbus Basedow wieder Spaß machen, wenn auch nicht ganz so unbeschwert wie vor Beginn der Krankheit.

Bericht 3: Die letzten 30 Jahre

Als ich wegen einer ausgeprägten Schilddrüsenüberfunktion im Krankenhaus lag, rief meine 86-jährige Nachbarin an, um sich nach mir zu erkundigen. Als ich ihr erzählte, ich hätte Probleme mit der Schilddrüse, fragte sie gleich, ob es Basedow wäre. Als ich das bestätigte, meinte sie: „Basedow habe ich auch gehabt, als eine von sechs Schwestern mit Morbus Basedow. Ich war damals so etwa 42 Jahre alt. Das war eine schlimme Zeit. Aber die letzten 30 Jahre geht es mir sehr gut." Diese Aussage hat mir in schwierigen Phasen geholfen, zumal meine Nachbarin trotz ihres hohen Alters eine nicht nur sehr sympathische, sondern auch körperlich und geistig aktive Frau war.

Tipps zum Leben mit Morbus Basedow

B

Morbus Basedow ist eine chronische Krankheit, für die es zur Zeit keine sichere Heilung gibt. Die Krankheit kann Sie über Jahre begleiten. Aus diesem Grund ist es wichtig, selbst wenn keinerlei Beschwerden bestehen, einige Dinge zu beachten. Je mehr Sie mit den Krankheitserscheinungen und den möglichen Behandlungen vertraut sind, umso besser können Sie mit der Krankheit umgehen und umso mehr Möglichkeiten bestehen, trotz der Krankheit das Leben zu genießen. Bei der Zusammenstellung der nachfolgenden Tipps haben wir die Erfahrungen vieler Erkrankter berücksichtigt.

Woran erkenne ich eine Schilddrüsenüberfunktion?

Die typischen Zeichen der Überfunktion (Hyperthyreose) sind Unruhe, Nervosität, Reizbarkeit, Angst, Herzklopfen, Herzrasen, Pochen in den Ohren, Durchfall, Schwitzen, Schlafstörungen, Zittern der Hände und Gewichtsabnahme.

Woran erkenne ich eine Schilddrüsenunterfunktion?

Eine Unterfunktion der Schilddrüse (Hypothyreose) können Sie an charakteristischen Symptomen erkennen. Typische Symptome sind: Müdigkeit, Konzentrationsstörungen, Gewichtszunahme, Verstopfung, abnehmende Leistungsfähigkeit, Antriebsmangel, depressive Stimmung, trockene raue Haut, struppige und brüchige Haare. Es müssen aber nicht alle Symptome gleichzeitig vorliegen.

Es können zur selben Zeit Über- und Unterfunktionssymptome bestehen.

Gelegentlich können auch Symptome von Überfunktion und Unterfunktion gleichzeitig vorhanden sein. Möglicherweise spielen hier die unterschiedliche Aufnahme und die Abbaurate von Schilddrüsenhormonen in verschiedenen Organen eine Rolle. Wird die Unterfunktion mit Medikamenten behandelt, so bilden sich die Symptome meist in einer bestimmten Reihenfolge zurück. Zuerst verschwinden dabei die Konzentrationsstörungen, dann die Muskelbeschwerden. Zuletzt kann sich häufig auch das erhöhte Gewicht wieder normalisieren.

Was ist eine Struma?

Eine Struma bezeichnet allgemein die krankhafte Vergrößerung der Schilddrüse. Der Begriff ist nicht auf autoimmune Schilddrüsenkrankheiten beschränkt. Wird das vergrößerte Gewebe operativ entfernt, sprechen die Ärzte von einer Strumektomie. Eine Struma ist dabei noch keine Diagnose oder Funktionsbeschreibung, sondern lediglich eine Beschreibung für eine zu große Schilddrüse.

Es gibt unterschiedliche Ursachen für eine Vergrößerung der Schilddrüse. Eine Struma kann bei Jodmangel ohne Funktionsstörung der Schilddrüse oder bei einer autoimmunen Über- oder Unterfunktion auftreten.
So unterschiedlich wie die Ursachen sind die Behandlungsmethoden bei einer Struma.
Eine vergrößerte Schilddrüse kann der Arzt ertasten. Bei starker Vergrößerung ist sie auch schon mit bloßem Auge erkennbar. Wenn Sie eine vergrößerte Schilddrüse haben, können Sie mitunter selbst den Druck auf das umliegende Gewebe oder ein Kloßgefühl im Hals spüren.

Was ist ein Endokrinologe?

Endokrinologen sind Ärzte, die sich mit den verschiedenen Hormonsystemen im Körper beschäftigen. Endokrinologen haben eine internistische Grundausbildung von sechs Jahren, darüber hinaus eine endokrinologische Zusatzausbildung von mehreren Jahren. Auch im Bereich der Frauenheilkunde gibt es die Zusatzbezeichnung Endokrinologie.
Frauenärzte haben eine Grundausbildung von fünf Jahren. Eine endokrinologische Zusatzausbildung für Frauenärzte ist von Bundesland zu Bundesland unterschiedlich geregelt.
Der Schwerpunkt der internistischen Endokrinologie liegt bei den Stoffwechselerkrankungen wie Zuckerkrankheit und allgemeinen Störungen der Schilddrüsenfunktion. Der Schwerpunkt der gynäkologischen Endokrinologen liegt bei der Behandlung des unerfüllten Kinderwunsches.

Wann sollte ein Schilddrüsenspezialist aufgesucht werden?

Mit einer Autoimmunkrankheit der Schilddrüse sollte sich immer ein Spezialist befassen. Solche Spezialisten sind Endokrinologen, die es allerdings nicht in jeder Stadt gibt. Die Behandlung kann dann nach genauer Diagnose und medikamentöser Einstellung durch den Endokrinologen auch von einem erfahrenen Hausarzt oder Internisten weitergeführt werden.
Wenn Sie Probleme haben, die der betreuende Arzt nicht lösen oder erklären kann, ist die Überweisung zu einem Spezialisten sinnvoll.
Neben einem Arzt, der Erfahrung mit Autoimmunkrankheiten der Schilddrüse besitzt, sollten alle erkrankten Frauen bei Zyklusproblemen auch einen Frauenarzt aufsuchen, da als Folge von Schilddrüsenkrankheiten auch Störungen der weiblichen Hormone auftreten können.

Worauf sollte ich beim Arztbesuch achten?

Sie sollten sich Ihre Schilddrüsenwerte (FT3, FT4, TSH und Antikörperspiegel) nach jeder Messung aufschreiben oder sich als Kopie geben lassen. Bei kompliziertem Krankheitsverlauf können Sie sich einen Aktenordner mit allen Krankheitsunterlagen anlegen. Lassen Sie sich nach Möglichkeit alle erhobenen Befunde und Arztbriefe in Kopie aushändigen. Dazu zählen auch Röntgenbefunde.

Vor dem Arztbesuch sollten Sie alle Fragen aufschreiben um sie später gemeinsam mit dem Arzt zu besprechen.

Oft habe ich es selbst erlebt, dass ich beim Arztbesuch nicht alle Fragen stellen konnte, die ich mir vorher überlegt hatte. Dabei haben Zeitnot des Arztes, aber auch meine Ängstlichkeit und Nervosität eine Rolle gespielt. Hilfreich ist es, die Fragen vorher auf einem Zettel zu notieren und dann gemeinsam mit dem Arzt durchzugehen. Einigen Ärzten können Sie diese Fragen auch vor dem Termin zukommen lassen (Brief, Fax, E-Mail). Der Arzt kann sich dann in Ruhe vorbereiten und weiß, welche Probleme Ihnen wichtig sind.

Wenn Ihr Arzt sich mit Morbus Basedow nicht auskennt oder zu wenig Zeit bzw. Interesse hat, sollten Sie den Arzt wechseln.

Wann kann sich der Hormonbedarf ändern?

Die Spiegel der verschiedenen Hormone können sich in Abhängigkeit von Alter und Lebenssituation ändern. Bei Frauen kann es durch eine Änderung der weiblichen Hormone zu einem veränderten Bedarf an Schilddrüsenhormonen kommen. Z. B. wird in der Schwangerschaft häufig mehr Schilddrüsenhormon benötigt. Auch die Einnahme der Anti-Baby-Pille kann den Bedarf an Schilddrüsenhormonen steigern.

Bei Gewichtsveränderungen kann sich der Hormonbedarf ebenfalls ändern. In jeder Situation, in der unklare Beschwerden auftreten, etwa bei zusätzlichen Erkrankungen, sollten Sie immer auch an eine Veränderung des Hormonbedarfs denken.

Durch die Einnahme von anderen Medikamenten wird in einigen Fällen die Menge der benötigten Schilddrüsenhormone beeinflusst. Wenn Ihnen also ein neues Medikament verordnet wird, fragen Sie immer auch nach einer möglichen Beeinflussung des Schilddrüsenstoffwechsels. Hinweise dazu finden sich auch im Beipackzettel der Medikamentenpackung.

Üblicherweise sinkt beim gesunden Menschen mit zunehmendem Alter die Menge des notwendigen Schilddrüsenhormons. So kann auch ein Mensch ohne Schilddrüse im Alter trotz gleich bleibenden Gewichtes weniger Schilddrüsenhormon benötigen.

Einen veränderten Hormonbedarf erkennen Sie an den Symptomen der Unterfunktion oder der Überfunktion der Schilddrüse.

Darf ich Medikamente zur Anregung des Immunsystems einnehmen?

Medikamente, die das Immunsystem anregen (Roter Sonnenhut, Echinacea, Mistel- oder Thymuspräparate), sollten Sie nicht anwenden. Das Immunsystem beim Basedow-Kranken arbeitet bereits übermäßig und ist in seiner Funktion und Balance gestört. Wird es nun medikamentös angeregt, ist die Wirkung schwer einzuschätzen. Eine mögliche vermehrte Produktion von Schilddrüsenantikörpern sollten Sie vermeiden.
Einschränkend muss gesagt werden, dass ich nach eigenen Beobachtungen noch keine negativen Auswirkungen nach Einnahme von Echinacea gesehen habe, allerdings auch keine Besserung der Krankheitserscheinungen. Die Einbringung homöopathischer Substanzen direkt in die Schilddrüse ist nicht ratsam.

Darf ich Blut spenden?

Wenn Sie an Morbus Basedow erkrankt sind, dürfen Sie kein Blut für die Transfusion anderer Menschen spenden. Die im Blut befindlichen Antikörper können auf andere Menschen übertragen werden und dort zu einer vorübergehenden Schilddrüsenüberfunktion führen. Wenn in Ihrem Blut keine Antikörper mehr nachweisbar sind, sollten Sie trotzdem auf eine Blutspende verzichten, da sich einige Antikörper der Nachweisbarkeit entziehen.
Eine Blutspende ist erlaubt, wenn kein Blut auf andere Menschen übertragen wird, sondern dieses zu wissenschaftlichen Zwecken verwandt wird. Blutspenden dieser Art können dazu beitragen, die Ursachen der Krankheit besser zu erforschen und die diagnostischen Verfahren zu verbessern.

Wie oft soll ich zum Augenarzt gehen?

Der regelmäßige Besuch beim Augenarzt ist für jeden Erkrankten notwendig.

Auch wenn Sie keine Augenprobleme haben, sollten Sie sich alle drei bis sechs Monate vom Augenarzt untersuchen lassen. Bedenken Sie, dass bei über 85% aller Basedow-Erkrankten bei sorgfältiger Untersuchung eine Augenbeteiligung festgestellt werden kann. Sobald Beschwerden auftreten oder eine entzündliche Veränderung festgestellt wird, sollte eine frühzeitige Behandlung eingeleitet werden. Viele Erkrankte haben allerdings nur milde Beschwerden im Bereich der Augen.

Sind Ihre Augen hervorgetreten oder bestehen andere Probleme im Bereich der Augen, so bestimmt der Augenarzt die Abstände der Untersuchungen. Sie sollten jedoch mindestens alle zwei bis drei Monate zur Untersuchung zum Augenarzt gehen.
Entzündungen oder neu auftretende Probleme der Augen sind Gründe, sofort einen Augenarzt und einen Schilddrüsenspezialisten aufzusuchen.

Welche Untersuchungen sollte der Augenarzt durchführen?

Sie sollten folgende Untersuchungen vom Augenarzt durchführen lassen: Messung der Lidspaltenweite, Messen des Augeninnendruckes, Messung, wie weit die Augen hervorgetreten sind, Bestimmung des Gesichtsfeldes, Beurteilung der Hornhaut an der Spaltlampe, Bestimmung der Sehschärfe, Augenhintergrundspiegelung zur Beurteilung der Netzhaut und des Sehnervs, Beurteilung der Augenmuskelbeweglichkeit und Untersuchung auf Doppelbilder, Ultraschall der Augenmuskeln.
Falls ihr Endokrinologe oder Augenarzt es für erforderlich hält, kann auch eine Überweisung zur Kernspintomographie erfolgen.

Gibt es eine „Basedow-Diät“?

Sie sollten jodhaltige Nahrungsmittel vermeiden. Zum Salzen können Sie das billigere nicht jodierte Speisesalz benutzen. Hinweise, ob ein Nahrungsmittel zusätzliches Jod enthält, finden sich auf den Lebensmitteletiketten. Salzwasserfisch enthält in der Regel viel Jod, deshalb sollten Sie ihn in der akuten Krankheitsphase vom Speiseplan streichen.

Ernähren Sie sich ausgewogen mit frischem Obst, Gemüse und wenig Fleisch.

Eine spezielle Basedow-Diät gibt es nicht. Förderlich für die Gesundheit ist eine ausgewogene Ernährung mit viel frischem Obst, Gemüse, Salat sowie wenig Fleisch. Der völlige Verzicht auf Fleisch ist nicht sinnvoll, da Fleisch und Milchprodukte Nahrungsbestandteile enthalten, die durch eine rein vegetarische Ernährung nur schwer oder gar nicht ersetzt werden können. Auch auf Schokolade und Süßes müssen Sie nicht verzichten, wenn sie nicht im Übermaß genossen werden. Gutes Essen und Trinken ist auch ein Stück Lebensqualität, das Sie genießen können und dürfen.
Bei unangemessener Gewichtszunahme im Verhältnis zur Essensmenge sollten Sie an eine Schilddrüsenunterfunktion denken. In diesen Fällen müssen die Schilddrüsenhormone kontrolliert werden und eine Anpassung der Hormondosis oder eventuell der Wechsel auf ein Kombinationspräparat vorgenommen werden.

Wie ist es mit der Verträglichkeit von Alkohol, Zigaretten und Kaffee?

Rauchen wirkt sich äußerst ungünstig auf die Krankheit aus. Das Auftreten und Fortschreiten der Augenerkrankung (endokrine Orbitopathie) kann durch Rauchen gefördert werden. Eine schon bestehende Augenerkrankung wird verschlimmert. Auch die Therapiemaßnahmen sind bei Rauchern häufig wenig wirksam. Es wird deshalb dringend empfohlen, nicht zu rauchen.

Rauchen fördert die Krankheit, besonders die Augenbeteiligung.

Viele Basedow-Kranke stellen im Verlauf der Krankheit eine Alkoholunverträglichkeit fest. Der Abbau von Alkohol erfolgt über die Leber. Auch die Leber kann durch die Krankheit beeinträchtigt sein, sodass der reguläre Abbau des Alkohols nicht mehr gelingt. Geringe Mengen Alkohol sind bei milden Krankheitsverläufen unproblematisch.

Über die Beteiligung der Leber im Rahmen der Erkrankung ist nicht viel bekannt. Einige Patienten zeigen leicht erhöhte Leberwerte. Der Fall einer Patientin mit erhöhten Leberwerten, die jahrelang für eine Alkoholikerin gehalten wurde, bis sie schließlich auf die Intensivstation kam, ist in der medizinischen Literatur veröffentlicht. Nachdem bei ihr Morbus Basedow festgestellt wurde und eine Therapie begonnen wurde, normalisierten sich die Leberwerte innerhalb weniger Wochen. Auch die schilddrüsenhemmenden Medikamente (Thyreostatika) können die Leber belasten. Besonders im Zusammenhang mit der Einnahme dieser und zusätzlicher Medikamente (z. B. Betablocker) sollten Sie auf Alkohol verzichten. Die Wirkung der Medikamente kann sich unter Umständen bei gleichzeitiger Einnahme verstärken.

Kaffee sollten Sie in der akuten Krankheitsphase nicht trinken, um den ohnehin aktiven Organismus nicht noch mehr anzutreiben. Wenn die Schilddrüsenhormone nach begonnener Therapie wieder im Normalbereich liegen und keine Beschwerden bestehen, ist gegen moderaten Kaffeegenuss nichts einzuwenden.

Darf ich in die Sauna gehen?

Im akuten Stadium sollte Sie nicht in die Sauna gehen. Aufgrund der empfindlichen Kreislaufsituation bei zu hohen Mengen von Schilddrüsenhormonen im Blut ist ein Saunabesuch jetzt nicht sinnvoll.

Ist eine erfolgreiche Behandlung vorgenommen worden und fühlen Sie sich belastbar, ist gegen einen Saunabesuch nichts einzuwenden. Blutdruck und Puls müssen dann allerdings wieder in normalen Grenzen liegen. Die meisten Basedow-Patienten haben übrigens im akuten Krankheitsstadium kein Bedürfnis, in die Sauna zu gehen, denn sie empfinden schon normale Umgebungstemperatu-

ren als zu warm. Gelegentlich reagiert die bei Morbus Basedow empfindliche Haut gereizt. Sie sollten dann möglichst wenig oder gar nicht in die Sauna gehen.
Haben Sie keine Beschwerden und normale Schilddrüsenwerte, können Sie ohne Einschränkung in die Sauna gehen, solange Sie das Saunieren als wohltuend empfinden.Saunabesuch in Maßen kann sich auch positiv auf das vegetative Nervensystem auswirken. Extreme Temperaturen oder längere Aufenthalte als 15 min in der Sauna werden nicht empfohlen.

Darf ich Sport treiben?

Im akuten Stadium sollten Sie jede körperliche Anstrengung vermeiden. Herz und Kreislauf arbeiten bereits auf Hochtouren. Sind nach Beginn einer Behandlung Blutdruck, Puls und psychische Belastbarkeit normalisiert und liegen zusätzlich die Schilddrüsenhormone im Blut im Normalbereich, dürfen Sie auch wieder Sport treiben. Einzige Einschränkung sind Extremsportarten mit starker körperlicher Belastung.

Starke körperliche Belastungen sollten Sie vor allem in der akuten Krankheitsphase vermeiden.

Die Fehlregulierung des Immunsystems kann nur spontan ausheilen. Auch wenn keine Beschwerden bestehen, kann übermäßiger Stress wie z. B. Extremsport einen Rückfall auslösen.
Wenn es Ihnen gut geht, sollten Sie sich maßvoll und regelmäßig körperlich betätigen.

Darf ich ein Sonnenbad nehmen?

Basedow-Kranke stellen häufig eine Sonnenunverträglichkeit an sich fest. Direkte Sonneneinstrahlung sollten Sie vermeiden.
Für Sonnenbäder gilt: Keine Sonnenbäder in der Mittagshitze, Schutz der Haut durch Sonnencreme mit hohem Lichtschutzfaktor, Reduzieren der Anzahl der Sonnenbäder, Schutz der Augen durch eine gute, stark getönte Sonnenbrille.

Wohin in den Urlaub?

Diese Frage wird nach Abklingen der akuten Symptomatik oft gestellt. In der akuten Krankheitsphase sollten Fernreisen oder Reisen in jodreiche Gegenden (z. B. Meer, Japan, USA) vermieden werden. Vor Urlaubsantritt sollten in jedem Fall durch eine entsprechende Therapie normale Schilddrüsenhormonspiegel im Blut eingestellt sein.

Bericht 4: Seeluft

Eine ältere Basedow-Patientin, die mit einer Radiojodtherapie behandelt wurde, berichtete mir, dass sie bei ihrem jährlichen mehrere Monate dauernden Urlaub in jodhaltiger Seeluft eine Umstellungsphase von einigen Wochen benötigte. In dieser Zeit musste sie die Menge des eingenommenen Schilddrüsenhormons reduzieren. Die Restschilddrüse fing unter Jodbelastung an, vermehrt Hormone zu bilden. Zurück im jodarmen Gebiet, in dem sie wohnte, musste sie anschließend die Hormonmenge wieder erhöhen.

Wenn die Schilddrüse durch Operation oder Radiojodtherapie vollständig entfernt wurde, sind bei Aufenthalt in jodreicher Umgebung derartige Veränderungen nicht zu erwarten.
Sind die Hormonspiegel im Blut normalisiert, bestehen keine Einschränkungen in der Wahl des Urlaubsgebietes. Auf extreme Belastungen im Urlaub, wie z. B. eine Himalaya-Expedition oder eine Fasten-Wanderung, sollten Sie verzichten, um eine unnötige Belastung des Immunsystems zu vermeiden.

Krankengymnastik und Massage

Wenn Ihnen Gymnastik oder Massage angenehm ist, ist sie auch gut für Sie.

Einige Basedow-Patienten leiden unter Gelenk- und Muskelschmerzen, die in einem Teufelskreis zu weiteren Verspannungen führen können. Krankengymnastik und Massage können zwar die Ursache der Beschwerden nicht beheben, aber einer Verstärkung der Probleme vorbeugen. Ziel der Therapie sollte es sein, die zusätzlichen Verspannungen zu lösen.
Zu Beginn der Behandlung wird meist nur Massage als wohltuend empfunden. Aktive Krankengymnastik sollte erst zu einem späteren Zeitpunkt begonnen werden.
Die Überflutung der Muskulatur mit Schilddrüsenhormonen verursacht im akuten Krankheitsstadium eine Muskelschwäche und z. T. eine Erhöhung der Muskelspannung, die mit aktiver Krankengymnastik nicht behoben werden kann. Erst wenn die Schilddrüsenhormone im Blut normale Spiegel erreicht haben, sollte der Muskelaufbau durch aktive Krankengymnastik unterstützt werden.
Schwimmen hat sich für viele Basedow-Patienten als günstig erwiesen. Hier ist die muskelentspannende und gelenkentlastende Wirkung wohltuend.

Morbus Basedow und die Familie

Morbus Basedow verändert das Leben. In der akuten Krankheitsphase ist der Kranke oft reizbar, nervös, empfindlich und teilweise starken Stimmungsschwankungen unterlegen. Eine an Morbus Basedow erkrankte Frau habe in einem Wutanfall ihren Chef am Kragen gepackt und eine Weile geschüttelt, so berichtete mir die Leiterin einer Selbsthilfegruppe. Derartige Vorfälle sind allerdings die Ausnahme.

Morbus Basedow verursacht Probleme im Umgang mit der Familie und Freunden.

Mütter berichten mir häufig, dass sie keine Geduld mehr mit ihren Kindern hätten und diese anschreien würden. Klären Sie Ihre Kinder genau über die Krankheit und ihre Auswirkungen auf. Basedow ist eine schwierige Krankheit für den Kranken, aber auch für die Angehörigen. Es ist wichtig, dass Sie sich nicht als Belastung oder „Zumutung" für Ihre Familie empfinden. Sie haben sich die Krankheit nicht ausgesucht. Kinder können oft sehr gut mit Krankheiten in der Familie umgehen. Erklären Sie ihnen, warum Sie nicht so belastbar sind wie andere Menschen. Langfristig werden Sie Ihren Kinder durch das Leben mit Problemen und mit Krankheit eine bessere Grundlage für spätere Problembewältigung mitgeben, als das durch ein sorgenfreies Leben möglich wäre.

In der akuten Phase des Morbus Basedow können Beziehungen zerbrechen, aber auch enger werden. Dies gilt für Freundschaften ebenso wie für die Partnerschaft. Der Morbus Basedow bringt viele Dinge „auf den Punkt". Da, wo die Freundschaft schon vorher nicht belastbar war, wird sie an der Krankheit möglicherweise zerbrechen.

Die Beziehung zu Ihrem Partner und den Kindern oder zu Freunden kann sich trotz vieler Probleme intensivieren.

Viele Basedow-Kranke berichten im Rückblick auf die Krankheitszeit in Bezug auf die damaligen Freunde, „es hat sich die Spreu vom Weizen getrennt". Der Morbus Basedow ist eine große Belastung für Familie und Freunde. Diese Belastung gemeinsam zu tragen, kann Freundschaften und Beziehungen aber auch intensiver werden lassen.

Morbus Basedow und Partnerschaft

Auch der Partner wird durch die Krankheit oft in hohem Maße gefordert. Ständig Geduld haben zu müssen auf der einen Seite, fehlende Belastbarkeit und Stimmungsschwankungen auf der anderen Seite machen die Beziehung häufig schwieriger. Gemeinsame Freizeitaktivitäten können oft nicht wie vor der Krankheit weitergeführt werden. „Ständig ergeben sich neue Schwierigkeiten." Der gemeinsame Lebensplan muss in einigen Fällen neu überdacht werden, wenn es z. B. dem Kranken vorübergehend nicht möglich ist zu arbeiten oder wenn eine Schwangerschaft nicht sofort verwirklicht werden kann.

In der akuten Phase des Morbus Basedow kann auch die Sexualität beeinträchtigt sein. Die sexuellen Probleme werden vom Erkrankten häufig nicht thematisiert. Eine Verbindung zur Krankheit steht „außer Frage“. Dem Arzt gegenüber wird das Problem aus Scham oft verschwiegen. Sprechen Sie deshalb mit Ihrem Arzt oder in einer Selbsthilfegruppe über diese Probleme, auch wenn das Mut erfordert.

Krankschreibung

Aufgrund ihrer meist hohen Leistungsbereitschaft lassen sich Basedow-Kranke oft trotz zahlreicher Probleme nicht krankschreiben. Ruhe und Erholung sind für sie Fremdworte. Insgesamt neigen sie zur Verharmlosung und Missachtung ihrer Beschwerden, selbst im weit fortgeschrittenen Stadium. Eine rechtzeitige Krankschreibung kann aber eine Zuspitzung der Krankheit verhindern. Weiterarbeiten „bis nichts mehr geht“, ist die falsche Einstellung.
Lassen Sie sich also rechtzeitig krankschreiben. Nehmen Sie Rücksicht auf sich und Ihre Krankheit, damit der Morbus Basedow Sie nicht böse überraschen kann. Es ist besser, ein paar Tage krank zu sein, über das akute Stadium hinwegzukommen und seine Kraftreserven aufzufüllen, als bis zur völligen Erschöpfung zu arbeiten und dann sehr viel länger krank zu sein. Nehmen Sie Ihre Arbeit wichtig, aber nehmen Sie sich selbst wichtiger. Lange Phasen der Krankschreibung sind bei Morbus Basedow meist nicht erforderlich. Bei komplizierten Augenproblemen ist dies aber häufig nötig.

Rente

In einigen Fällen, insbesondere bei zusätzlich bestehenden Autoimmunkrankheiten, kann es zu einer vorübergehenden oder dauernden Beeinträchtigung der Arbeitsfähigkeit kommen. Ein Rentenverfahren kann in diesen Fällen beantragt werden.
Aufgrund eines Morbus Basedow wird ein Rentenverfahren zur Zeit in Deutschland meist abgelehnt. Die Bewertung des Morbus Basedow als reine Schilddrüsenkrankheit wird der individuell sehr unterschiedlich verlaufenden Erkrankung des Immunsystems nicht gerecht. Durch vermehrte Aufklärung erhoffen wir uns ein besseres Verständnis für die Krankheit und eine größere Akzeptanz bei der Anerkennung von Rentenanträgen bei entsprechender Symptomatik.
Der gut gemeinte Rat eines Arztes „stellen Sie sich doch psychisch krank, sonst bekommen Sie garantiert keine Rente“ ist kein vernünftiger Weg, auch wenn dies zur Zeit in Deutschland aussichtsreicher ist, als aufgrund der wirklichen Probleme berentet zu werden.

Schwerbehinderung

Über das zuständige Versorgungsamt kann ein Antrag auf Feststellung einer Behinderung gestellt werden. Auch hier ergeben sich oft Schwierigkeiten in der Bewertung des Morbus Basedow. Das alleinige Fehlen der Schilddrüse wird mit einem Grad der Behinderung von 30 v. H. bewertet.
Die Anerkennung besonderer gesundheitlicher Beeinträchtigungen im Rahmen der Autoimmunerkrankung sollte in jedem Fall individuell beurteilt und berücksichtigt werden. Die Unterlagen können Sie persönlich beim zuständigen Versorgungsamt Ihres Wohnsitzes beantragen. Hilfreich sind bei der Antragsstellung Behinderten-Ratgeber, die Sie über den Buchhandel beziehen können. Auch eine entsprechende Stellungnahme von einem Basedow-Spezialisten kann von Nutzen sein.

Symptome

C

Die Symptome des Morbus Basedow sind vielfältig und schleichen sich entweder langsam ein (selten), sodass der Betroffene es zunächst kaum merkt, oder sie beginnen abrupt (häufig). Neben Überfunktionssymptomen der Schilddrüse treten Symptome der Immunerkrankung und gelegentlich auch der Schilddrüsenunterfunktion auf.

Der Morbus Basedow kann zahlreiche Krankheitserscheinungen verursachen.

Anfänglich stehen die Symptome der Überfunktion im Vordergrund. Einige Patienten gewöhnen sich an die Symptome und führen sie auf momentanen Stress zurück. Ist die Stresssituation überstanden, hoffen sie auf spontane Besserung.

Wird der Morbus Basedow nicht erkannt oder unzureichend behandelt, kann es zur lebensbedrohlichen Hormonvergiftung, der thyreotoxischen Krise kommen.

Zusätzlich zu den Symptomen der Hormonveränderung können Symptome auftreten, die auf die Wirkung der Antikörper im Körper des Erkrankten zurückzuführen sind. Diese Symptome sind hier als Symptome der Immunerkrankung zusammengefasst. Eine Trennung der Symptome ist nicht ganz einfach, weil noch nicht klar ist, welche Symptome durch die veränderten Hormone und welche Symptome durch die Immunzellen und Antikörper außerhalb der Schilddrüse zustande kommen.

Ist eine medikamentöse Therapie des Morbus Basedow eingeleitet, kommt es in deren Verlauf oft zur Unterfunktion. Um die Symptome der Unterfunktion rechtzeitig durch eine Dosisanpassung oder die zusätzliche Einnahme von Schilddrüsenhormon auszugleichen, ist es notwendig, die Symptome so früh wie möglich zu erkennen.

Die Symptome der Augenerkrankung und Informationen zur Augenerkrankung finden Sie im Kapitel „Augenerkrankung".

Bei älteren Menschen kann der Morbus Basedow sich durch nur wenige Symptome äußern. Nicht alle typischen Krankheitserscheinungen müssen vorhanden sein. Den Arzt sollte auch im höheren Alter an das mögliche Auftreten eines Morbus Basedow denken.

Für Verwirrung sorgen Symptome, die durch zusätzlich auftretende Autoimmunerkrankungen bedingt sind. Bei einem Teil der Basedow-Kranken treten nämlich weitere autoimmune Krankheiten auf. Die Symptome dieser Krankheiten können hier wegen der Vielzahl der Erscheinungen nicht vollständig aufgeführt werden. Wichtig ist aber für den Betroffenen und seinen Arzt, bei untypischen Symptomen an das Vorliegen einer Zweiterkrankung zu denken.

Die Symptome als krankheitsbedingt zu erkennen, ist für viele Betroffene bereits sehr erleichternd, noch bevor die Wirkung der Therapie einsetzt. Eine junge Frau schreibt in einem Brief rückblickend:

Bericht 5: Es ging mir besser, sobald ich verstanden hatte

... Es ging mir schon etwas besser, sobald ich verstanden hatte, was in meinem Körper vorging. Auch die Unruhe-Symptome ließen etwas nach. Ich musste mich nicht mehr fragen: „Wovor habe ich jetzt Angst? Warum habe ich schon wieder Herzrasen?"...

Symptome der Überfunktion

Schilddrüsenhormone sind für die Regulierung zahlreicher Körperfunktionen zuständig. Die Abbildung 3 zeigt die unterschiedlichen Orte, an denen die Schilddrüsenhormone ihre Wirkung entfalten.

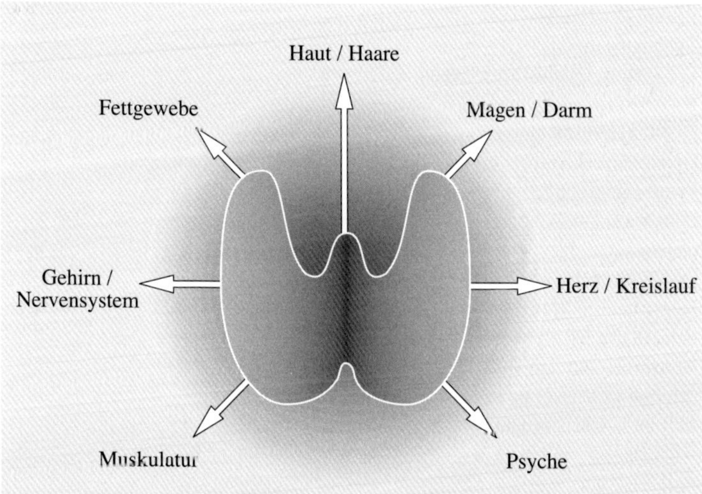

Abbildung 3: Wirkung der Schilddrüsenhormone

So zahlreich wie die Aufgaben der Schilddrüse sind die Symptome bei einer Überfunktion. Anfänglich erscheinen die meisten Symptome als so genannte Allgemeinsymptome. Wer wäre nicht einmal nervös oder würde vorübergehend an Schlaflosigkeit leiden? So schleichen sich viele Symptome ein, ohne dass an eine Krankheit gedacht wird. Erst wenn zur Schlaflosigkeit Heißhunger, übermä-

ßiges Schwitzen, Durchfall, Zittern und Herzklopfen treten und diese sich nicht spontan bessern, wird der Arzt aufgesucht.
Viele Erkrankte nehmen das häufige Herzklopfen auch als Schlaf raubendes Pochen in den Ohren wahr.

Welche Beschwerden können auftreten?

Tabelle 8: Symptome der Überfunktion (Hyperthyreose)
Herzklopfen, Herzrasen
Hoher Blutdruck
Nervosität, Reizbarkeit, Rastlosigkeit, Gefühlsschwankungen
Muskelschwäche, Muskelschmerzen
Zittern der Hände
Schlafstörungen
Schwitzen, feuchtwarme Haut
Haarausfall
Heißhunger und Durst
Gewichtsverlust trotz guten Appetits und großer Essensmengen
Kopfschmerzen
Durchfall, Übelkeit
Gelenkschmerzen
Druck im Hals (wie „zugeschnürt")
Störungen im Menstruationszyklus (unregelmäßige oder fehlende Blutung)
Fehlgeburten
Abnahme oder Zunahme des sexuellen Bedürfnisses
Erhöhte Leberwerte (selten)
Luftnot bei Anstrengung

Der Basedow-Kranke erlebt sich als nervös und rastlos. Seine Umwelt nimmt ihn als reizbar und angespannt wahr. Durch die Hormone angestachelt, möchte er in kurzer Zeit viel erreichen, bringt aber oft zu wenig Konzentration und Geduld für die von ihm übernommenen Aufgaben auf. Viele Patienten bemerken diese Veränderungen an sich selbst. Da sie die Veränderungen aber nicht als durch die Krankheit verursacht erkennen, fühlen sie sich zusätzlich gereizt. Alle Sinneswahrnehmungen werden intensiviert. Die Welt wird farbiger wahrgenommen. Auch Gefühle werden intensiver erlebt. Die Stimmungsausschläge sind in den positiven wie in den negativen Bereichen größer.

Die psychischen Veränderungen können bei zunehmender Hormonmenge im Blut zu schweren Psychosen führen. Nicht wenige Basedow-Kranke werden erst nach Einlieferung in ein psychiatrisches Krankenhaus erkannt.
Die Überfunktion der Schilddrüse führt bei vielen erkrankten Frauen zu Zyklusstörungen. Neben übermäßigen Blutungen können verkürzte oder verlängerte Zyklen auftreten. Das sexuelle Bedürfnis kann trotz allgemeiner Schwäche vermehrt sein.

Ein typisches Zeichen der Überfunktion ist die Schwäche der Muskeln.

In einigen Fällen treten muskelkaterartige Schmerzen und Muskelschwäche besonders im Schultergürtelbereich und in den Beinen auf. Ein typisches Zeichen ist die Schwäche der Beinmuskulatur bei dem Versuch, aus der Hocke aufzustehen. Auch im Bereich der Rückenmuskulatur kann es zu schmerzhaften Muskelverhärtungen kommen. Diese können auch nach Normalisierung der Schilddrüsenwerte weiter bestehen bleiben.
Herzrasen und Herzstolpern sind in den meisten Fällen auf die Überfunktion zurückzuführen und bilden sich unter der Therapie langsam zurück. In wissenschaftlichen Untersuchungen sind bei Morbus Basedow und bei Hashimoto-Thyreoiditis (eine autoimmune Schilddrüsenkrankheit mit einer Schilddrüsenunterfunktion) gehäuft Herzklappenveränderungen festgestellt worden.
Durch eine anhaltende Überfunktion kann langfristig auch eine Vergrößerung des Herzens resultieren. Eine Ultraschalluntersuchung des Herzens bei Menschen mit einer autoimmunen Schilddrüsenkrankheit und Herzbeschwerden kann deshalb angezeigt sein.

Symptome der Hormonvergiftung (thyreotoxische Krise)

Wird die Überfunktion nicht erkannt, kann sich eine lebensbedrohliche Hormonvergiftung entwickeln, die thyreotoxische Krise. Die Krise kann durch vermehrt aufgenommenes Jod in der Nahrung oder durch jodhaltige Röntgenkontrastmittel ausgelöst werden. Die Behandlung auf einer intensivmedizinischen Station ist dann erforderlich. Mit Medikamenten, die eine Produktion weiterer Schilddrüsenhormone verhindern, kann eine zunehmende Hormonvergiftung gestoppt werden. In kritischen Fällen ist die sofortige Entfernung der Schilddrüse erforderlich.

Welche Beschwerden können auftreten?

Tabelle 9: Symptome der thyreotoxischen Krise
Alle Symptome der Überfunktion in stärkerer Ausprägung
Puls über 150 Schläge pro Minute
Herzrhythmusstörungen
Unruhe und gesteigerte Bewegungen
Bewusstseinstörungen bis zum Koma
Psychotische Zeichen, Verwirrtheit, Krampfanfall
Veränderungen des Blutbildes und der Leberwerte

Unbehandelt kann die thyreotoxische Krise zum Tod führen.

Symptome der Immunerkrankung

Zusätzlich zu den Symptomen der Überfunktion können Symptome auftreten, die durch die Störung des Immunsystems hervorgerufen werden. Mitunter ist es schwierig festzustellen, ob die erhöhten Schilddrüsenhormone die Beschwerden verursachen oder das fehlregulierte Immunsystem.

Welche Beschwerden können auftreten?

Tabelle 10: Symptome der Immunerkrankung
Augenerkrankung (endokrine Orbitopathie)
Gelenkschmerzen
Rückenschmerzen
Muskelschmerzen (eventuell auch hormonell ausgelöst)
Verhärtung von Sehnen und Muskeln
Unterschiedliche Hautveränderungen, Haarausfall
Knochenneubildung an den Fingerendgliedern (Akropachie)
Derbe Hautveränderungen an den Streckseiten der Unterschenkel (prätibiales Myxödem) und anderen Stellen
Stimmungslabilität (sowohl durch Immunkrankheit ausgelöst, als auch durch hormonelle Veränderungen)
Übelkeit und Magen-Darm-Probleme (eventuell auch hormonell ausgelöst)
Schwindel
Allgemeine Schwäche

Trigeminusneuralgie (schmerzhafte Reizung des Gesichtsnervs)
Grippeähnliche Symptome
Nächtliches Aufwachen gegen 3 Uhr und Hellwach-Sein

Die Immunkrankheit wirkt sich auf nahezu jede Zelle im Körper aus. In einigen Fällen kommt es zu Schmerzen in Hand und Fußgelenken. Auch andere Gelenke können betroffen sein. Die Entzündungszeichen im Blut müssen dabei nicht erhöht sein.
Im Verlauf des Morbus Basedow können die unterschiedlichsten Hautveränderungen auftreten. Statistische Daten für die Häufigkeit oder die Therapie von Hautveränderungen, die zusammen mit Basedow auftreten, liegen zur Zeit nicht vor. Hautveränderungen können sowohl durch die hormonelle Störung des Stoffwechsels entstehen, als auch aufgrund von Immunprozessen.

Veränderungen von Haut und Haaren treten beim Morbus Basedow häufig auf.

Selten findet sich an den Streckseiten der Unterschenkel eine flächenhafte derbe Hautverhärtung, das so genannte prätibiale Myxödem. In noch selteneren Fällen können die Beine insgesamt und auch die Arme davon befallen werden. In der Regel besteht dann gleichzeitig eine schwere Augenbeteiligung in Form der endokrinen Orbitopathie (siehe Kapitel „Augenerkrankung“). Bei Behandlung der Schilddrüsenüberfunktion bildet sich das prätibiale Myxödem manchmal zurück. Die lokale Behandlung mit Cortison-Salben oder Octreotid-Injektionen wurde teilweise mit Erfolg eingesetzt. Seltene Lokalisationen des Myxödems wie z. B. an den Füßen, Schultern und am Nasenrücken wurden in einzelnen Fällen beobachtet.

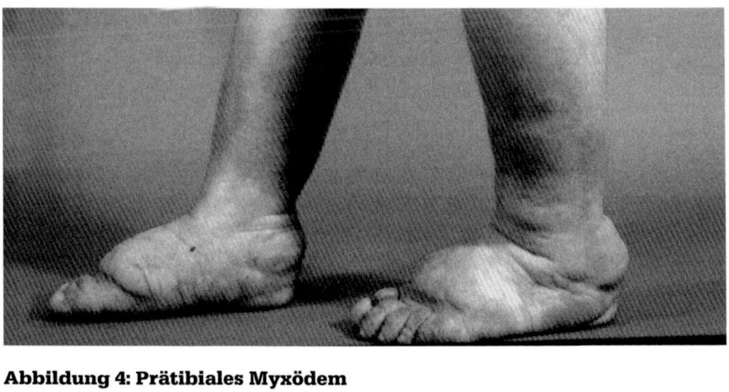

Abbildung 4: Prätibiales Myxödem

Gelegentlich findet sich eine schwer behandelbare chronische Hautentzündung mit roten Papeln (Rosazea) oder eine Hautveränderung mit fettig schuppiger Haut (seborrhoisches Ekzem). Im Zusammenhang mit der Rosazea tritt häufig eine Rötung und Überwärmung des Gesichtes auf, die sich beim Betreten warmer Räume, beim Essen scharf gewürzter Speisen, beim Trinken von Alkohol oder bei emotionaler Erregung verstärkt bemerkbar macht. Eine Behandlung mit einer antibiotikahaltigen Creme bessert diese Hautkrankheit. Gelegentlich müssen auch Antibiotika in Tablettenform eingenommen werden.

Vor oder bei Beginn der Krankheit kommt es gelegentlich zu einer Nesselsucht.

Einige Patienten berichten über eine Zunahme von allergischen Erkrankungen. Auch eine Nesselsucht tritt bei Beginn der Krankheit mitunter auf. In einer medizinischen Untersuchung fanden sich bei Menschen mit chronischer Nesselsucht (länger als sechs Wochen bestehende Nesselsucht) häufiger Schilddrüsenantikörper als bei einer gesunden Vergleichsgruppe.

Abgegrenzt werden müssen eigenständige Autoimmunkrankheiten der Haut, wie die Weißfleckenkrankheit (Vitiligo), eine Blasen bildende Hautkrankheit (Pemphigus) oder der kreisrunde Haarausfall (Alopecia areata), die ebenfalls in Verbindung mit einem Morbus Basedow auftreten können.

Ein schwer zu behandelnder Pilzbefall von Schleimhäuten und Haut (mukokutane Candidiasis) kommt sehr selten als begleitende Immunerkrankung vor.

Ebenfalls sehr selten tritt eine Knochenneubildung an den Fingerendgliedern und Zehen auf (Akropachie), die zu so genannten Trommelschlegelfingern und Trommelschlegelzehen führen kann.

Schmerzhafte Verhärtungen von Sehnen und Muskeln wurden berichtet. Die Muskeln können druckempfindlich sein. Starke, zum Teil schubweise auftretende Rückenschmerzen finden sich bei einer kleinen Gruppe der Erkrankten.

Magen-Darm-Störungen, Übelkeit und Schwindel treten gehäuft auf. Statistische Untersuchungen zur Häufigkeit fehlen jedoch zur Zeit.

Auch Störungen der Nerven scheinen beim Morbus Basedow gelegentlich aufzutreten. Bei einem kleinen Teil der Betroffenen kommt es zu einer schmerzhaften Erkrankung des sensiblen Gesichtsnervs (Trigeminusneuralgie). Hierbei treten einschießende heftige Schmerzattacken bevorzugt im Bereich der unteren Gesichtshälfte auf.

Andere neuralgiforme (die Nerven betreffende) Symptome, wie Störung der Berührungsempfindlichkeit und Kribbelgefühl in bestimmten Hautarealen, wurden vereinzelt berichtet. Der Ausschluss zusätzlicher neurologischer Krankheiten ist in diesen Fällen erforderlich. Genaue Zahlen über die Häufigkeit dieser Symptome gibt es nicht.

Das Sicca-Syndrom (Trockenheitssyndrom) bezeichnet die Trockenheit der Augen, der Speicheldrüsen und im Genitalbereich. Ursache ist eine autoimmune

Erkrankung der dort vorhandenen Sekretdrüsen. Neben Behandlungsversuchen mit Cortison oder anderen das Immunsystem unterdrückenden Medikamenten steht die symptomatische Behandlung durch künstliche Tränen und künstlichen Speichel im Vordergrund.
Die Speichelproduktion kann durch Lutschen saurer, möglichst zuckerfreier Bonbons oder durch Kaugummikauen gefördert werden.
Die Symptome der Immunkrankheit sind vielgestaltig. Wie es durch den Immunprozess zu diesen Symptomen kommt und welche Rolle die Antikörper dabei spielen, ist unklar.
Die Vielzahl der möglichen verschiedenen Beschwerden, die in den meisten medizinischen Lehrbüchern nicht verzeichnet sind, führen bei Arzt und Patient häufig zur Verunsicherung. Ursächliche Therapien stehen zur Zeit noch nicht zur Verfügung.

Die zahlreichen Symptome sind vielfach nicht bekannt.

Klingt der Immunprozess ab, z. B. nach vollständiger Entfernung der Schilddrüse und Normalisierung der Antikörperspiegel, sind die Beschwerden oft rückläufig.

Symptome der Unterfunktion

Während oder nach der Behandlung des Morbus Basedow kann es zu einem Mangel an Schilddrüsenhormonen kommen, zur Unterfunktion.

Welche Beschwerden können auftreten?

Tabelle 11: Symptome der Unterfunktion
Müdigkeit
Konzentrationsschwäche, Gedächtnisschwäche
Hoher Blutdruck (meist diastolischer Blutdruck) mit langsamer Pulsfolge (< 70/min), selten schneller Puls, häufig Herzstolpern
Depressive Stimmung, Depression
Trockene, struppige, stumpfe und glanzlose Haare
Verstopfung, Blähungen
Myxödem, teigige trockene Haut
Vermehrte Kälteempfindlichkeit
Gewichtszunahme
Zyklusstörung der Frau
Abnahme des sexuellen Verlangens, Impotenz
Nächtliches Kribbeln und Einschlafen von Händen und Unterarmen (Karpaltunnelsyndrom)

Die Unterfunktionssymptomatik äußert sich vor allem in Müdigkeit, Antriebsarmut und Konzentrationsschwäche. Das Gewicht nimmt trotz normaler oder verringerter Nahrungsmenge zu. Menschen mit einer Schilddrüsenunterfunktion neigen zum Frieren.

Das nächtliche Kribbeln von Hand und Unterarm kann ein Zeichen einer Unterfunktion sein.

Fast regelmäßig tritt eine Trägheit der Magen-Darm-Tätigkeit auf, sodass viele Betroffene Abführmittel einnehmen. Das nächtliche wiederholte Einschlafen von Händen und Unterarmen, das so genannte Karpaltunnelsyndrom, ist ebenfalls durch die Schilddrüsenunterfunktion bedingt. Nach Normalisierung des Schilddrüsenstoffwechsels verschwindet das Karpaltunnelsyndrom wieder. Das Karpaltunnelsyndrom kann unabhängig von der Schilddrüsenstoffwechsellage auch bei anderen Krankheiten und am Ende der Schwangerschaft auftreten.

Sehr häufig kommt es bei Frauen mit einer Unterfunktion der Schilddrüse zu Zyklusstörungen und ungewollter Kinderlosigkeit. Weitere Informationen finden Sie im Kapitel „Hormone“.

Symptome der Augenerkrankung

Die Augenerkrankung bei Morbus Basedow wird medizinisch als „endokrine Orbitopathie“ bezeichnet. Die Symptome der endokrinen Orbitopathie reichen von leichten Beschwerden, wie Augentränen und Fremdkörpergefühl, bis hin zu seltenen schweren Verlaufsformen mit Beeinträchtigung oder Verlust des Sehvermögens.

Die Antikörper gegen die Schilddrüse reagieren bei der endokrinen Orbitopathie auch mit dem Fettgewebe in den Augenhöhlen.

Die endokrine Orbitopathie verläuft meist in Schüben. Jahrelange Verläufe mit Rückfällen sind häufig. Eine Prognose über die Entwicklung der endokrinen Orbitopathie im Einzelfall ist nicht möglich. Die Orbitopathie kann auch schon vor dem Auftreten der Schilddrüsenerkrankung beginnen. Meist beginnt sie jedoch zeitgleich mit oder zeitversetzt nach Auftreten der Schilddrüsenüberfunktion. Sichere Maßnahmen, um eine Augenbeteiligung zu verhindern, gibt es leider nicht. Dennoch gibt es eine Reihe von Maßnahmen die das Auftreten oder Fortschreiten einer endokrinen Orbitopathie verhindern können.

Raucher sollten sich möglichst rasch das Rauchen abgewöhnen. Durch zahlreiche Untersuchungen wurde bestätigt, dass Nikotin die Augenerkrankung erheblich verschlimmern kann und dass alle Therapieversuche bei Rauchern deutlich weniger wirksam sind.

Im Kapitel „Augenerkrankung“ ab Seite 108 finden Sie weitere Informationen.

Welche Zeichen und Beschwerden können auftreten?

Tabelle 12: Symptome der Augenerkrankung
Tränende Augen, Augenbrennen, Lichtempfindlichkeit, verschwommenes Sehen
Fremdkörpergefühl in den Augen, Druckgefühl hinter dem Auge und auf den Augenlidern
Geschwollene Augenlider, hochgezogenes Augenlid, seltener Lidschlag
Trockene Augen, Hornhautentzündungen, Bindehautentzündungen
Hervortretende Augen (Exophthalmus), mangelnder Lidschluss
Kopfschmerzen
Doppelbilder, Augenmuskelprobleme, Sehstörungen
Selten: schwere Beeinträchtigung des Sehvermögens durch Schädigung des Sehnervs
Schwierigkeiten, ein scharfes Bild zu sehen, beim Umschalten von Nähe auf Ferne und umgekehrt (Akkomodation)
Schmerzen und Stechen bei Augenbewegungen

Über den Verlauf UND die Behandlung besteht unter Fachleuten häufig Uneinigkeit. Weitere Informationen finden Sie im Kapitel „Augenerkrankung".

Symptome anderer Autoimmunkrankheiten

Bei einem Teil der Basedow-Kranken können zusätzliche Autoimmunkrankheiten bestehen.

In Verbindung mit Morbus Basedow können zusätzliche Autoimmunerkrankungen auftreten. Bei neuen Symptomen sollten Sie im Zweifelsfall einen Arzt aufsuchen.

Viele Patienten haben keine zusätzlichen Krankheiten. Übermäßige Angst vor weiteren Erkrankungen ist daher nicht sinnvoll.

Oft ist die Einordnung der Symptome und die Abgrenzung von der Basedow-Symptomatik für den Arzt schwierig.

Nachfolgend sind einige Symptome aufgeführt, die auf weitere Autoimmunkrankheiten hinweisen können.

Tabelle 13: Zusätzliche Autoimmunerkrankungen	
Entfärbung der Haut	Vitiligo (Weißfleckenerkrankung)
Dunkelfärbung der Haut, Schwäche	Morbus Addison (Autoimmunerkrankung der Nebenniere)
Erneute Gewichtsabnahme, Durst	Diabetes (Zuckerkrankheit)
Blasen bildende Hauterkrankung	Pemphigoid
Schmetterlingsförmiger roter Ausschlag im Gesicht, Fieber, Schwäche	Lupus erythematodes
Gelenkschmerzen mit oder ohne Veränderungen im Blutbild (mit oder ohne Nachweis von Rheumafaktoren)	rheumatische Erkrankungen
Muskelschwäche, die auch nach Normalisierung der Schilddrüsenwerte bestehen bleibt	Myasthenia gravis
Bauchschmerzen und grauer Stuhlgang, übel riechender Stuhl und Blähungen	Zöliakie
Durchfälle mit Blutauflagerungen	Morbus Crohn
Blutarmut, Zungenbrennen	perniziöse Anämie

Die Auflistung der Erkrankungen ist sowohl in Bezug auf die Symptome als auch auf die möglichen Immunkrankheiten nicht vollständig. Sie zeigt nur eine Auswahl.
Das gleichzeitige Auftreten von mehreren Autoimmunerkrankungen wird als Polyendokrinopathie oder als polyglanduläres Autoimmunsyndrom (PAS) bezeichnet. Hierbei können bestimmte Autoimmunkrankheiten neben dem Morbus Basedow gefunden werden. Bei Betroffenen von Polyendokrinopathien sollten erstgradige Verwandte (Kinder, Geschwister) auf Krankheitszeichen und gegebenenfalls auf Antikörper untersucht werden. Für die Erkrankten ist es ratsam, einen Notfallausweis mit sich zu führen.
Bei einem polyglandulären Autoimmunsyndrom müssen mindestens zwei Autoimmunkrankheiten bestehen.

Es werden zwei Polyendokrinopathien im Zusammenhang mit Morbus Basedow oder der Hashimoto-Thyreoiditis beschrieben:

Tabelle 14: Polyendokrinopathien (PAS)	
PAS I	Pilzerkrankung von Haut und Schleimhäuten, Unterfunktion der Nebenschilddrüsen und Autoimmunerkrankung der Nebennierenrinde, selten Autoimmunkrankheit der Schilddrüse
PAS II	Autoimmunerkrankung der Nebennierenrinde, Autoimmunkrankheit der Schilddrüse (Basedow oder Hashimoto) und/oder Diabetes und/oder andere Autoimmunkrankheiten

Das PAS II betrifft überwiegend Frauen und tritt häufiger auf als das PAS I. Das PAS I betrifft eher Kinder und Jugendliche. Das PAS II findet sich häufiger bei Erwachsenen. Ursache ist der Defekt eines Gens, das für die Regulierung von Immunvorgängen zuständig ist.

Diabetes und Morbus Basedow

Diabetes und Morbus Basedow sind Autoimmunkrankheiten, die zusammen auftreten können.

Mitunter kommt es bei jugendlichen Zuckerkranken (Typ-1-Diabetes) zusätzlich zu einer autoimmunen Schilddrüsenerkrankung. Dabei ist die erste Erkrankung meist der Diabetes und nach einem Intervall von mehreren Jahren tritt eine autoimmune Schilddrüsenerkrankung hinzu. Umgekehrt kann auch bei vorher bestehender Autoimmunkrankheit der Schilddrüse später ein Diabetes auftreten.

Da etwa 10 bis 15% aller Typ-1-Diabetiker im Laufe ihres Lebens eine behandlungsbedürftige autoimmune Schilddrüsenerkrankung entwickeln, sollte bei Typ-1-Diabetikern immer an die Möglichkeit einer autoimmunen Schilddrüsenkrankheit gedacht werden. Zusätzliche Störungen des Zuckerstoffwechsels werden von einigen Basedow-Patienten berichtet, ohne dass ein Diabetes vorliegt. Manchmal kommt es dabei nach reichhaltigen Mahlzeiten zu Unterzuckerungen, wahrscheinlich infolge einer übermäßigen Insulinausschüttung. In diesen Fällen hat es sich bewährt, immer etwas Traubenzucker bei sich zu haben. Größere Mengen süßer Nahrungsmittel, wie z. B. mehrere Stück Kuchen, werden von einigen Basedow-Kranken deshalb nicht vertragen und sollten vermieden werden.

Nach kohlenhydratreichen Mahlzeiten kann es zu Unterzuckerungen kommen.

Rheuma und Morbus Basedow

Patienten mit einer autoimmunen rheumatischen Erkrankung (primär chronische Polyarthritis, Spondylarthropathie u. a.) können im Verlauf dieser Erkrankung auch eine Autoimmunerkrankung der Schilddrüse entwickeln (Morbus Basedow oder Hashimoto-Thyreoiditis). Eine Untersuchung auf entsprechende Antikörper und eine Bestimmung der Schilddrüsenwerte kann Hinweise auf eine autoimmune Schilddrüsenerkrankung geben. Auch bei zuerst aufgetretener autoimmuner Schilddrüsenerkrankung kann später eine rheumatische Erkrankung dazukommen. Eine Betreuung durch einen Rheumatologen und Endokrinologen ist dann erforderlich.

Vitamin-B12-Mangel

Ein Vitamin-B12-Mangel begleitet die autoimmunen Schilddrüsenkrankheiten häufig. Die Bestimmung des Vitamin-B12-Spiegels sollte deshalb bei Diagnosestellung durchgeführt werden. Der Vitamin-B12-Mangel kann autoimmun verursacht werden durch Zerstörung der an der Vitamin-B12-Aufnhame beteiligten Zellen im Magen (Parietalzellen, Autoimmungastritis). Lassen sich Antikörper gegen diese Zellen nachweisen (Parietalzellantikörper), so sollte auch eine Magenspiegelung durchgeführt werden. Regelmäßige Kontrollen sind angezeigt, da ein leicht erhöhtes Risiko für die Entwicklung von Magenkrebs besteht.
Der nicht autoimmune Vitamin-B12-Mangels kann durch Vitamin-B-Komplex-Tabletten behandelt werden. Der autoimmune Vitamin-B12-Mangel (Perniziosa) wird üblicherweise durch lebenslangen Vitaminersatz durch Vitamin-B12-Spritzen behoben, da über den Magen-Darm-Trakt nicht mehr ausreichend Vitamin B12 aufgenommen werden kann. Symptome eines Vitamin-B12-Mangels können Sensibilitätsstörungen, Gedächtnisstörungen, Koordinationsstörungen, häufigeres Stolpern und Zungenbrennen sein. Veränderungen des Blutbildes (Anämie) treten meist erst nach den neurologischen Symptomen auf.

Wichtig: Selbst die Symptome erkennen

Als Basedow-Kranker sollte man den eigenen Körper genau beobachten. Eventuelle Körperveränderungen können Hinweise für eine schlechte hormonelle Einstellung sein. In einigen Fällen können sich durch neue Beschwerden weitere autoimmune Krankheiten bemerkbar machen. Regelmäßige Kontrollen von Gewicht, Blutdruck und Pulsfrequenz (mit üblichen Blutdruckmessgeräten möglich), Notieren der gemessenen Werte sowie der Schilddrüsenwerte (FT3, FT4, TSH, Antikörperspiegel) sollten zur Routine werden. Bei leichten Verläufen sind sie nicht unbedingt oder nur in großen Abständen erforderlich.
Trotz regelmäßiger Kontrollen besteht kein Grund, ängstlich zu werden. Dies ist in Anbetracht der Situation eine schwierige Aufgabe. Nicht durch ängstliche Beobachtung des Körpers die Lebensfreude schwinden zu lassen und trotzdem körperlichen Veränderungen die nötige Beachtung zu schenken, kommt oft einer Gratwanderung gleich. Erfreulicherweise können die meisten Basedow-Kranken bei guter ärztlicher Hilfestellung weitgehend beschwerdefrei leben.

Therapie

D

Bei der Behandlung des Morbus Basedow werden die Symptome bekämpft. Eine Therapie, die auf die Ursachen abzielt, steht zur Zeit nicht zur Verfügung. Die Wiederherstellung der Balance im Immunsystem muss spontan erfolgen. Es gibt drei Therapieformen, die einzeln oder gemeinsam angewandt werden:

Tabelle 15: Behandlungsmöglichkeiten des Morbus Basedow

1. Medikamentöse Therapie zur Unterdrückung der übermäßigen Hormonproduktion
2. Radiojodbehandlung, bei der das Schilddrüsengewebe radioaktiv bestrahlt und damit teilweise aufgelöst wird
3. Teilweise oder vollständige Entfernung der Schilddrüse durch Operation

---

Welche Therapie den größten Erfolg hat, wird von den Ärzten unterschiedlich bewertet und hängt sehr stark vom individuellen Fall ab. Teilweise unterscheiden sich die Therapierichtlinien von Land zu Land. So wurde in Deutschland bis jetzt die medikamentöse Therapie bevorzugt. Seit neuestem zeigt sich jedoch die Tendenz zur vollständigen Operation oder zur Radiojodtherapie. In Amerika war bisher die Radiojodbehandlung die bevorzugte Therapie, aber auch hier zeichnen sich Veränderungen ab.

Die Behandlung des Morbus Basedow muss individuell angepasst werden.

Eine alternative Behandlung des Morbus Basedow hat sich bisher nicht als wirksam erwiesen. Unterstützend zu den vorgenannten Therapiemöglichkeiten können Entspannungstechniken, Akupunktur oder Psychotherapie wirken.

Da es unterschiedliche Ansichten zur Therapie des Morbus Basedow gibt, sollten Sie sich gegebenenfalls eine zweite oder dritte ärztliche Meinung einholen. Dabei muss darauf hingewiesen werden, dass die wissenschaftlichen Daten zur Therapie des Morbus Basedow nicht einheitlich und teilweise historisch vorgegeben sind. Besonders wichtig ist, dass Sie einen in Diagnostik und Therapie des Morbus Basedow erfahrenen Hormonspezialisten (Endokrinologen) finden, der sich einfühlsam und individuell mit Ihren Problemen und Fragen befasst und die aktuellen wissenschaftlichen Entwicklungen für Sie interpretieren und nutzbar machen kann.

Auch für die Augenbeteiligung gibt es verschiedene Therapieformen. Dieses spezielle Thema wird im Kapitel „Augenerkrankung“ vertieft.

Medikamentöse Therapie

Bei dieser Form der Therapie wird ein Medikament gegeben, das die übermäßige Hormonbildung in der Schilddrüse unterdrückt.

Medikamente, welche die Schilddrüsenhormon-Bildung unterdrücken, heißen Thyreostatika.
Die Dauer der Behandlung mit Thyreostatika beträgt meist ein Jahr. Im Einzelfall kann eine Behandlung aber auch über einen kürzeren oder längeren Zeitraum durchgeführt werden.
Längere Behandlungszeiten als zwei Jahre sind nicht sinnvoll. Kürzere Behandlungszeiten als sechs Monate führen häufig zu Krankheitsrückfällen.
Die medikamentöse Behandlung sollte mit der niedrigst möglichen Medikamentendosis vorgenommen werden, die in der Lage ist, die übermäßige Hormonproduktion zu stoppen. Die in einigen Untersuchungen verabreichten höheren Dosierungen konnten die Ergebnisse nicht verbessern.
Begleitend zur Behandlung mit Thyreostatika werden so genannte Betablocker verordnet. Betablocker senken den beschleunigten Herzschlag und den oft auftretenden erhöhten Blutdruck. Sie vermindern zusätzlich Angst und Nervosität sowie das Zittern der Hände.
Sind die Schilddrüsenwerte im Normalbereich, können die Betablocker langsam nach Anweisung Ihres Arztes reduziert und schließlich abgesetzt werden.
Neuere Untersuchungen haben zu der Erkenntnis geführt, dass niedrig normale TSH-Spiegel den Autoimmunprozess günstig beeinflussen können. Unter der Behandlung mit Thyreostatika sollte der TSH-Spiegel deshalb keinesfalls erhöht sein. Hohe TSH-Spiegel können sich ungünstig auf eine bestehende Augenerkrankung (endokrine Orbitopathie) auswirken oder könnten diese, wenn sie noch nicht besteht, in Gang bringen.

Ein hoher TSH-Spiegel muss vermieden werden, um die Augenerkrankung nicht zu fördern.

Einige Ärzte kombinieren die medikamentöse Behandlung mit der Zugabe von Levothyroxin (T4). Eine Verbesserung des Verlaufes wird hierdurch nicht erreicht, manchmal gelingt jedoch eine stabilere Einstellung der normalen Schilddrüsenfunktion.
Sinken die TSH-Antikörperspiegel innerhalb eines Jahres unter Behandlung mit Thyreostatika nicht ab, besteht ein höheres Risiko für ein erneutes Auftreten der Krankheit.

Ziel der medikamentösen Therapie

Es gibt im Wesentlichen zwei Ziele:

Tabelle 16: Ziele der medikamentösen Therapie
Die Schilddrüsenhormone sollen in den Normalbereich gebracht werden. Durch Medikamente wird versucht, die spontane Rückbildung der Krankheit zu erleichtern bzw. die Zeit bis dahin zu überbrücken.

Welche schilddrüsenhemmenden Medikamente gibt es?

Tabelle 17: Schilddrüsenhemmende Medikamente

	eine Tablette enthält
Thiamazol	
Favistan®	20 mg Thiamazol
Methizol®	5 mg Thiamazol
Thyrozol® 5	5 mg Thiamazol
Thyrozol® 10	10 mg Thiamazol
Thyrozol® 20	20 mg Thiamazol
Thiamazol Hexal®	5 mg Thiamazol
Thiamazol Hexal®	10 mg Thiamazol
Thiamazol Hexal®	20 mg Thiamazol
Carbimazol	
Carbimazol® Henning 5	5 mg Carbimazol
Carbimazol® Henning 10	10 mg Carbimazol
Carbimazol® Hexal 5	5 mg Carbimazol
Carbimazol® Hexal 10	10 mg Carbimazol
Carbimazol® Hexal 20	20 mg Carbimazol
Propylthiouracil (PTU)	
Propycil 50®	50 mg PTU
Thyreostat® II	25 mg PTU
Thyreostat® II 50 mg	50 mg PTU
Pflanzliche Thyreostatika	
Lycoaktin M®	
Lycopus S Nestmann Tropf.	
Prothyrysat Bürger Lösung®	
Thyreogutt mono Tabletten / Tropfen®	
Thyreo-loges N®	
Thyreo-loges® comp Tropf.	
Muttelon® Tropf.	

Die pflanzlichen Medikamente sind allenfalls bei leichten Schilddrüsenfehlfunktionen nützlich. Morbus Basedow sollte nicht mit pflanzlichen Thyreostatika behandelt werden.

Die Langzeitresultate der medikamentösen Therapie sind nicht befriedigend. Die Anzahl der Krankheitsrückfälle liegt bei 50%. Einige Untersuchungen geben sogar noch höhere Rückfallquoten an. Besonders bei Kindern und Jugendlichen sind die Rückfallquoten hoch (60 bis 80%). Über die Langzeitprognose nach medikamentöser Therapie können keine zuverlässigen Aussagen gemacht werden. Ist es nach einer medikamentösen Therapie zu einem Rückfall gekommen, sind die Chancen, mit einer zweiten medikamentösen Behandlung eine Heilung herbeizuführen, kleiner als 20%.

Medikamente, die nur aus diagnostischen Zwecken verwendet werden oder der Behandlung im Krankenhaus vorbehalten sind, sind in dieser Medikamentenliste nicht aufgeführt.
Unter medikamentöser Therapie sollten die Schilddrüsenwerte (FT3, FT4, TSH) zunächst im Abstand von zwei bis vier Wochen kontrolliert werden. Später können die Kontrollabstände auf sechs bis zehn Wochen verlängert werden.
Wichtig ist eine Kontrolle der weißen Blutkörperchen, die durch Thyreostatika vermindert werden können. Sehr selten (0,18%) tritt eine schwere, lebensbedrohliche Verminderung aller Blutzellen auf. Die so genannte Agranulozytose kommt meist nur in den ersten zehn Wochen der Behandlung vor. Sie kann sich durch Aphthen (kleinere Geschwüre im Mund), durch Fieber, Schüttelfrost oder Infektionen ankündigen. Falls eines dieser Probleme bei Ihnen unter thyreostatischer Behandlung auftritt, sollten Sie sofort einen Arzt aufsuchen und ein Blutbild anfertigen lassen.

Bei einer medikamentösen Behandlung sind regelmäßige Blutbildkontrollen notwendig.

Für wen ist die medikamentöse Therapie geeignet?

Zunächst müssen alle Patienten mit einer Schilddrüsenüberfunktion mit einem Thyreostatikum behandelt werden. Längerfristig ist die Therapie mit Thyreostatika für Patienten ohne Vergrößerung der Schilddrüse oder mit nur geringer Vergrößerung der Schilddrüse geeignet (< 40ml). Nichtraucher haben bessere Aussichten als Raucher, durch Thyreostatika erfolgreich behandelt zu werden.

Für wen ist die medikamentöse Therapie nicht geeignet?

Nicht geeignet ist die Behandlung bei Verdacht auf einen bösartigen Tumor, bei starker Schilddrüsenvergrößerung, besonders bei Verdrängung des umgebenden Gewebes (Luftröhre) und bei Medikamentenunverträglichkeit.
Ebenfalls wenig geeignet ist die medikamentöse Therapie, wenn hohe Dosen an Thyreostatika notwendig sind, um die Schilddrüsenhormon-Konzentration in den Normalbereich zu bringen.

Wenig geeignet scheint die längerfristige Behandlung mit Thyreostatika, wenn die TSH-Rezeptor-Antikörperspiegel von Anfang an sehr hoch sind. Für eine eindeutige Aussage hierzu fehlen bisher wissenschaftliche Untersuchungen.
Bei Patienten mit ausgeprägter Augenbeteiligung (endokrine Orbitopathie) kann die frühzeitige Operation in Hinblick auf die Augenerkrankung bessere Ergebnisse erbringen.
Wenn nach einer Behandlung mit Thyreostatika ein Rückfall aufgetreten ist, sollten Sie nicht erneut mit einer medikamentösen Behandlung beginnen. Es wäre besser, eine definitive Therapie mittels Operation oder Radiojodbehandlung anzustreben.
Frauen mit dringlichem Kinderwunsch sollten sich eine thyreostatische Behandlung genau überlegen. Krankheitsrückfälle während der Schwangerschaft sind zwar selten, jedoch problematisch, weil TSH-Rezeptor-Antikörper (TRAK) auf das Kind übertragen werden können.

Nebenwirkungen der medikamentösen Therapie

Bei der Behandlung mit Thyreostatika können wie bei jeder Behandlung mit Medikamenten Nebenwirkungen auftreten. Die Aufzählung der Nebenwirkungen sollte Sie aber nicht erschrecken. Viele Erkrankte vertragen die Einnahme von Thyreostatika gut oder bemerken keine oder nur geringe, erträgliche Nebenwirkungen.

Tabelle 18: Nebenwirkungen der Thyreostatika
Verminderung der weißen Blutzellen oder aller Blutzellen (regelmäßige Blutkontrollen)
Fieber (Arzt aufsuchen!)
Entzündungen im Mund (Arzt aufsuchen!)
Gelenk- und Muskelschmerzen
Schilddrüsenvergrößerung
Anstieg von Leberenzymen bei der Blutunterunsuchung
Hautausschläge, Juckreiz (häufig)

Schwere Nebenwirkungen wie Verminderung der weißen Blutzellen oder aller Blutzellen (Agranulozytose) sind selten, aber gefährlich. Hinweise hierauf sind unklares Fieber, offene Stellen im Mund oder sonstige unklare Beschwerden. Sie sollten deshalb in diesen Fällen immer einen Arzt aufsuchen und eine Kontrolle des Blutbildes durchführen lassen.

Unter der Behandlung mit Thyreostatika kann sich die Schilddrüse vergrößern. Ist dies der Fall, kann sich eine Kombination mit L-Thyroxin günstig auswirken. Bei einigen Patienten beginnt der Haarausfall, der auch ein Symptom des Morbus Basedow sein kann, erst unter der Behandlung mit Thyreostatika. Der Haarausfall dauert meist zwei bis drei Monate. Anschließend normalisiert sich das Haarwachstum in den meisten Fällen. Die örtliche Anwendung eines östrogenhaltigen Haarwassers (z.B. Ell-Cranell) ist bei Frauen in solchen Fällen nützlich.

Unklares Fieber oder Entzündungen im Mund sind Alarmsignale.

Häufige Nebenwirkungen der Thyreostatika sind Juckreiz und allergische Hautausschläge. Die Intensität der Beschwerden kann sehr unterschiedlich sein. Im Einzelfall können die Hautausschläge einen Abbruch der Therapie erzwingen. Oft lassen aber die Hautausschläge und der Juckreiz mit zunehmender Dauer der Behandlung nach.

Nebenwirkungen wie Kopfschmerzen oder Magen-Darm-Probleme sind selten. Gelegentlich treten unter medikamentöser Behandlung Gelenk- und Muskelschmerzen auf. Eine Unterscheidung zwischen krankheitsbedingten Gelenkschmerzen und Gelenkschmerzen als Nebenwirkung der Thyreostatika ist schwierig.

Gelegentlich wird von Geschmacksstörungen und Entzündungen im Mundbereich unter Einnahme von Thyreostatika berichtet.

Unter Propylthiouracil werden Juckreiz und Hautausschläge etwas seltener beobachtet. Manchmal kommt es aber zu Wassereinlagerungen (Ödemen), besonders an Händen und Füßen.

Funktionsstörungen der Leber können unter der Behandlung auftreten. Diese sind fast immer rückbildungsfähig, wenn die Medikamentendosis reduziert wird. Eine Kontrolle der Leberfunktionswerte (GOT, GPT, GGT, AP) gehört deshalb zum Laborkontrollprogramm beim behandelnden Arzt.

Wenn zu Beginn der Behandlung eine höhere Thyreostatikadosis erforderlich ist, können eventuelle Nebenwirkungen nach Reduzieren der Dosis abklingen.

Medikamentöse Therapie in der Schwangerschaft

Tritt ein Morbus Basedow während einer Schwangerschaft auf, so kann die Schilddrüsenüberfunktion mit Thyreostatika behandelt werden. Thyreostatika können über den Mutterkuchen (Plazenta) zum heranreifenden Kind gelangen. Nur bei hoher Dosierung können diese Medikamente beim Kind eine Unterfunktion der Schilddrüse verursachen. Eine Unterfunktion beim Kind muss jedoch ebenso wie eine Überfunktion unbedingt verhindert werden, um die normale Entwicklung zu gewährleisten. Die Betreuung durch einen sehr erfahrenen Arzt ist deshalb ratsam.

Thyreostatika haben im Gegensatz zu früheren Annahmen in niedriger Dosierung keinen negativen Einfluss auf das ungeborene Kind. Die in Einzelfällen beobachteten Fehlbildungen und Fehlgeburten sind nach heutiger Einschätzung auf eine mütterliche Schilddrüsenüberfunktion zurückzuführen und nicht auf die Thyreostatika.

Eine thyreostatische Behandlung während der Schwangerschaft ist möglich.

Wird eine schwangere Frau mit Morbus Basedow mit Thyreostatika behandelt, sollten die mütterlichen Blutwerte und die kindlichen Herzaktionen regelmäßig überwacht werden. Wenn die mütterlichen Schilddrüsenhormone in den Normalbereich gesenkt werden können, sind die Aussichten auf einen unproblematischen Verlauf und guten Ausgang der Schwangerschaft sehr gut. Dennoch gilt jede Schwangerschaft bei einer Basedow-Patientin als Risikoschwangerschaft, die von einem erfahrenen Endokrinologen in Zusammenarbeit mit dem Frauenarzt überwacht werden sollte. Für die stillende Mutter und für den Säugling gelten folgende Thyreostatikadosen als unbedenklich.

Tabelle 19: Dosierung beim Stillen

	pro Tag maximal
Thiamazol	10 – 15 mg
Carbimazol	15 – 20 mg
Propylthiouracil (PTU)	100 – 150 mg

Dennoch sollten die Schilddrüsenhormon-Werte (FT3, FT4, TSH) und weißen Blutkörperchen (Leukozyten) beim Säugling während der Stillzeit regelmäßig kontrolliert werden, wenn eine Thyreostatikabehandlung der Mutter erforderlich ist.

Radiojodbehandlung

Ziel der Radiojodbehandlung

Eine Radiojodtherapie soll die Überfunktion dauerhaft beseitigen und die Schilddrüse ein für alle Mal ruhig stellen. Dieses Ziel wird bei ausreichend hoher Radiojoddosis in über 80% erreicht. Als Folge der Behandlung kommt es bei korrekt durchgeführter Radiojodtherapie anschließend zu einer Unterfunktion. Da die Unterfunktion besser behandelt werden kann, wird sie als „Nebenwirkung“ bewusst in Kauf genommen, d. h. die Unterfunktion ist Ziel der Behandlung.
Vorteil der Radiojodbehandlung gegenüber der Operation ist die Schonung von Nebenschilddrüsen und Stimmbandnerven sowie das Vermeiden einer Narkose.

Wie läuft die Behandlung ab?

In Deutschland, Tschechien und den Niederlanden ist die Radiojodtherapie mit einem stationären Krankenhausaufenthalt verbunden. In den übrigen europäischen Ländern wird sie auch ambulant (Behandlung im Krankenhaus ohne Übernachtung) durchgeführt. Der Grund liegt in der bei der Radiojodbehandlung verabreichten Menge an Radioaktivität, die vom Gesetzgeber unterschiedlich geregelt ist.
Nach der Radiojodbehandlung stellt der Basedow-Kranke vorübergehend eine Strahlenquelle dar. Unter ungünstigen Umständen kann die von ihm ausgehende Strahlenaktivität andere Menschen schädigen. Gefährdet sind in der Frühphase besonders Kinder oder schwangere Frauen in der unmittelbaren Umgebung des Radiojodpatienten. Die Strahlenaktivität lässt jedoch rasch nach.
Bis vor kurzem musste mit einem Aufenthalt von durchschnittlich zehn bis 12 Tagen im Krankenhaus gerechnet werden. Heute kann der Patient das Krankenhaus meist nach etwa vier bis fünf Tagen verlassen, da sich die Strahlenschutzvorschriften geändert haben. Bei der bei Basedow üblichen Strahlenaktivität ist vier bis fünf Tage nach Einnahme des radioaktiven Jods nicht mehr mit einer wesentlichen Gefährdung der Umgebung zu rechnen.

Der Aufenthalt im Radiojodraum eines Krankenhauses dauert 4 bis 5 Tage.

Während des Krankenhausaufenthaltes wird der Kontakt zu anderen Menschen zunächst auf ein Mindestmaß beschränkt. Früher hat man die Radiojodabteilung als „Isolationshaft im Strahlenbunker" gefürchtet, heute dagegen sind diese Bereiche meist sehr komfortabel mit allen Annehmlichkeiten einer modernen Klinik ausgestattet.
In Deutschland, insbesondere in den neuen Bundesländern, gibt es immer noch längere Wartezeiten für die Radiojodtherapie (vier Wochen bis 18 Monate), da ein Platz für den kurzstationären Aufenthalt frei sein muss. Auch dieser Umstand ist bei der Therapiewahl zu berücksichtigen.
Wichtig: Einige Medikamente müssen Sie vor Beginn einer Radiojodbehandlung absetzen. Fragen Sie Ihren Arzt, wenn Sie andere Medikamente regelmäßig einnehmen müssen.

Was passiert bei der Radiojodbehandlung?

Dem Erkrankten wird radioaktives Jod (^{131}J) als Kapsel zum Schlucken verabreicht. Dieses radioaktive Jod wird fast ausschließlich von der Schilddrüse aufgenommen und kann nun direkt in der Schilddrüse wirksam werden. Die lokale Bestrahlung der Schilddrüsenzellen durch das radioaktive Jod kann dann die bestehende Überfunktion beseitigen. Wesentliche Strahlenbelastungen an anderen

Es entsteht kein erhöhtes Krebsrisiko.

Organen entstehen nicht. Mit Spätschäden oder einem erhöhten Krebsrisiko müssen Sie bei den bei der Behandlung der Morbus Basedow üblichen Strahlendosen nicht rechnen.
Die Menge an radioaktivem Jod, die der Erkrankte erhält, wird üblicherweise für jeden Patienten einzeln berechnet. Bei der Berechnung der Dosis spielen unter anderem die Größe der Schilddrüse, die Krankheitsaktivität und die Aufnahmebereitschaft der Schilddrüse für Radiojod eine Rolle. Beim Morbus Basedow sollte eine Dosis gewählt werden, die die Schilddrüse mit einer einzelnen Behandlung vollständig ruhig stellt (so genannte „ablative Dosis").

Wie wirkt sich die Radiojodbehandlung auf die Größe der Schilddrüse aus?

Als erwarteter Nebeneffekt kommt es durch die Radiojodbehandlung zu einer Verkleinerung der Schilddrüse um bis zu 50%.
Stärkere Schilddrüsenvergrößerungen (größer als 50 – 60 ml) sollten besser operativ behandelt werden, weil die Erfolgsaussichten dann absinken oder sehr hohe Radiojoddosen mit langem Klinikaufenthalt erforderlich werden.

Wann tritt die Wirkung der Radiojodbehandlung ein?

Vor der Radiojodtherapie sollten Sie wissen, dass die Wirkung mit Verzögerung eintritt und der Erfolg meist erst sechs bis acht Wochen nach der Radiojodbehandlung festgestellt werden kann. Drei Monate nach der Radiojodbehandlung sollte eine Verlaufskontrolle mit Ultraschall der Schilddrüse erfolgen. Sechs Monate nach der Radiojodbehandlung wird die erneute Kontrolle empfohlen, danach in jährlichen Abständen.
Da der gewünschte Effekt der Behandlung mit Verzögerung eintritt, kann es erforderlich sein, dass Sie zunächst schilddrüsenhemmende Medikamente (Thyreostatika) weiter einnehmen müssen. Das bedeutet, dass auch nach der Radiojodbehandlung noch eine Zeit lang Thyreostatika notwendig sind. Bei Überfunktion der Schilddrüse müssen nach Radiojodbehandlung kurzfristige Kontrollen erfolgen. Eine erneute Radiojodtherapie kann bei ungenügender Wirkung der ersten Behandlung notwendig werden. Dies sollte aber möglichst vermieden werden, weil hierdurch das Risiko der Augenbeteiligung (endokrine Orbitopathie) erheblich steigt.
Mit zunehmendem zeitlichen Abstand (mehr als drei bis sechs Monate) nach einer Radiojodbehandlung ist mit einer Unterfunktion zu rechnen. Die Ergänzung mit Schilddrüsenhormonen muss entsprechend frühzeitig einsetzen und sorgfältig angepasst werden.

Wichtiger Hinweis
Eine Unterfunktion sollte durch regelmäßige Kontrolle der Hormonwerte und eine genau angepasste Hormonbehandlung sicher verhindert werden, damit die Augenbeteiligung nicht verstärkt wird. Der TSH-Wert sollte < 1 mU/l eingestellt werden.

Was muss bei zusätzlicher Augenerkrankung beachtet werden?

Zum Schutz der Augen sollte bei bereits vorhandener endokriner Orbitopathie im Rahmen der Radiojodbehandlung grundsätzlich Cortison gegeben werden. Eine Dosis eines Cortisonpräparates entsprechend 30 mg Prednisolon für vier bis sechs Wochen wird empfohlen. Die Behandlung mit Cortison sollten Sie gleichzeitig mit der Radiojodtherapie beginnen und bis zu sechs Wochen nach der Therapie in absteigender Dosierung fortführen. Das Medikament sollte auf Anweisung Ihres Arztes langsam reduziert werden. Bei abruptem Absetzen von Cortison können gesundheitliche Probleme auftreten. Bei höheren Cortisondosen ist zusätzlich ein Magenschutzmedikament erforderlich.

Generell empfiehlt es sich jedoch, bei bereits vorhandener aktiver endokriner Orbitopathie auf eine Radiojodbehandlung zu verzichten. Statt dessen sollte dann mit Medikamenten behandelt werden oder besser eine operative Entfernung der Schilddrüse vorgenommen werden.

Nach einer Radiojodtherapie sollte für sechs Monate eine sichere Schwangerschaftsverhütung erfolgen.

Für wen ist die Radiojodbehandlung geeignet?

Tabelle 20. Gründe für eine Radiojodbehandlung
Einjährige erfolglose medikamentöse Behandlung
Unverträglichkeit von Thyreostatika
Erhöhtes Operationsrisiko
Erfolglose operative Behandlung
Nicht oder nur mäßig vergrößerte Schilddrüse
Wunsch des Erkrankten

Für wen ist die Radiojodbehandlung nicht geeignet?

Tabelle 21: Gründe, die gegen eine Radiojodbehandlung sprechen
Kinder und Jugendliche
Schwangere (hier ist die Radiojodbehandlung grundsätzlich verboten)
Problematische Augenbeteiligung (endokrine Orbitopathie)
Stark vergrößerte Schilddrüse
Kalte Knoten/Tumorverdacht in der Schilddrüse

Wichtiger Hinweis
Zum Ausschluss einer Schwangerschaft sollte bei jeder Frau vor einer Radiojodtherapie grundsätzlich ein Schwangerschaftstest durchgeführt werden. Dies gilt auch für Frauen bis zum 55. Lebensjahr, die meinen, schon in den Wechseljahren zu sein.

Nebenwirkungen der Radiojodbehandlung

Tabelle 22: Nebenwirkungen der Radiojodbehandlung
Entzündung der Speicheldrüsen
Entzündung der Tränendrüsen, trockene, tränende Augen
Mundtrockenheit (selten)
Vorübergehende Beeinträchtigung des Geschmackssinns (selten)
Durchfall (selten)

Auch die Speicheldrüsen nehmen geringe Mengen an radioaktivem Jod auf. Um einer Entzündung der Drüsen vorzubeugen, lutschen Sie Zitronen, trinken Sie saure Säfte oder kauen Sie Kaugummis.
Das radioaktive Jod wirkt überwiegend in der Schilddrüse. Nur ein sehr geringer Teil der Bestrahlung wirkt sich auch auf den restlichen Körper aus. Jod wird über die Niere und den Darm ausgeschieden. Hier kann das radioaktive Jod zu vorübergehendem Durchfall führen. Um das überschüssige Radiojod rasch auszuscheiden, empfiehlt es sich, viel Flüssigkeit zu trinken.
Vereinzelt berichten Patienten, dass Allergien auftraten.

Risiken der Radiojodbehandlung

Bei bestehender endokriner Orbitopathie sollte eine Radiojodbehandlung nur unter gleichzeitiger Einnahme von Cortison erfolgen. Ohne Cortisoneinnahme kann eine Verschlechterung der Augenproblematik auftreten.
Eine Verschlechterung der endokrinen Orbitopathie trotz Cortison wurde im Rahmen einer Radiojodbehandlung nicht beobachtet.
Das theoretisch denkbare Risiko einer Erhöhung der allgemeinen Krebsrate in Folge der Radiojodbehandlung hat sich in wissenschaftlichen Untersuchungen nicht bestätigt. In Deutschland wird eine Radiojodtherapie dennoch meist erst ab einem Alter von 20 Jahren durchgeführt, um auch dieses Restrisiko möglichst klein zu halten.

Sehr selten (in weniger als 1%) kommt es nach einer Radiojodbehandlung zu einer vorübergehenden Entzündung der Schilddrüse. Diese Entzündung kann mit Eiskühlung und entzündungshemmenden Medikamenten in der Regel problemlos behandelt werden.
Die Radiojodbehandlung ist in der Schwangerschaft verboten. Die Mutter eines Säuglings muss vor Beginn der Behandlung abgestillt haben

Wie oft kann eine Radiojodbehandlung durchgeführt werden?

Radiojodbehandlungen können bei nicht ausreichender Wirkung mehrfach durchgeführt werden. Wichtig ist dabei die Gesamtstrahlenbelastung für den Patienten, die ein bestimmtes Maß nicht überschreiten sollte. Allerdings sollte immer angestrebt werden, das betreffende Schilddrüsenproblem durch eine einzige, genügend hoch dosierte Radiojodtherapie endgültig zu beheben. Ansonsten steigt das Risiko für eine Augenbeteiligung (endokrine Orbitopathie).

Operation

Ziel der Operation

Durch die Beseitigung der irrtümlicherweise als „feindlich“ erkannten Schilddrüse soll die Immunreaktion beendet werden. Ein weiteres Ziel ist die Beseitigung der Überfunktion durch Entfernen des hormonbildenden Organes. In 95% wird die Schilddrüsenüberfunktion durch die Operation beseitigt. Bei Vergrößerung der Schilddrüse wird zudem ein weiteres verdrängendes Wachstum verhindert, das umliegende Organe wie die Luftröhre beeinträchtigen kann.
Nach erfolgloser medikamentöser Behandlung steht neben der Radiojodtherapie die Operation als definitive Therapieoption bereit.

Ist bereits ein Teil der Schilddrüse entfernt worden, wird die erneute Operation technisch schwieriger. Je nach Ausmaß der Voroperation kann eine zweite Schilddrüsenoperation von einem erfahrenen Operateur jedoch mit Erfolg und kleinem Risiko durchgeführt werden.
Auch nach einer erfolglosen Radiojodbehandlung kann eine Operation ohne Probleme vorgenommen werden.
Die Operation kann in bestimmten Fällen, insbesondere bei ausgeprägter endokriner Orbitopathie, als frühzeitige definitive Behandlung nach Diagnose des Morbus Basedow und Einstellung einer normalen Schilddrüsenfunktion sinnvoll sein.

Welche Operationsmethoden gibt es bei Morbus Basedow?

Zur Behandlung des Morbus Basedow stehen mehrere Operationsverfahren zur Verfügung. Sie unterscheiden sich in ihrer Ausdehnung. Je vollständiger die Schilddrüse entfernt wird, umso geringer ist das Rückfallrisiko. Auch ein kleiner Schilddrüsenrest kann theoretisch eine erhebliche Hormonproduktion mit den typischen Symptomen des Morbus Basedow in Gang setzen.
Nach vollständiger oder fast kompletter Entfernung der Schilddrüse ist der Ersatz von Schilddrüsenhormonen lebenslang erforderlich.
Die Wahl der Operationsmethode wird manchmal vom Schweregrad der Krankheit abhängig gemacht. Je ausgeprägter die Krankheitssymptome, um so ausgedehnter sollte operiert werden. Bei geringer Krankheitsaktivität kann unter Inkaufnahme eines geringen Rückfallrisikos ein kleiner Schilddrüsenrest erhalten bleiben. Allgemein gilt, dass eine „Near-total"-Operation der Schilddrüse vorgenommen werden sollte. Dies bedeutet eine fast vollständige Entfernung bis auf einen 3 bis maximal 5 ml großen Rest.
Ein Vorteil der nicht vollständigen Operation ist das kleinere Operationsrisiko. Wichtige Strukturen können bei der nicht vollständigen Operation leichter geschont werden. Die Gefahr, die Nebenschilddrüsen zu entfernen oder den Stimmbandnerv zu verletzen, ist geringer.

Bei einer Augenbeteiligung sollten Sie die Operation der Radiojodbehandlung vorziehen.

Die Entfernung der Schilddrüse scheint sich nach neueren wissenschaftlichen Untersuchungen überwiegend günstig auf den Verlauf der Augenerkrankung auszuwirken. In seltenen Fällen verschlechtert sich eine endokrine Orbitopathie nach der Operation. Dies ist jedoch vermutlich nicht eine Folge der Operation, sondern entspricht dem natürlichen Verlauf der Augenerkrankung.
Möglicherweise haben Erkrankte mit sehr hohen TSH-Rezeptor-Antikörperspiegeln (TRAK) einen Vorteil, wenn sie die Operation als erste Therapie wählen.

An den operativen Zentren in Deutschland zeichnet sich zur Zeit eine Tendenz zur nahezu vollständigen Operation ab.

Empfehlung: Lassen Sie sich unbedingt einen erfahrenen Basedow-Chirurgen empfehlen. Die Basedow-Operation erfordert Spezialkenntnisse und umfangreiche Erfahrung.

Nahezu vollständige Operation

Bei der so genannten „subtotalen" Thyreoidektomie oder „Near-total"-Resektion wird die Schilddrüse bis auf einen Rest von 3 bis 5 ml entfernt. Es gibt verschiedene Operationstechniken. Die Nebenschilddrüsen können durch die Belassung eines Schilddrüsenrests besser geschützt werden. Kommt es in seltenen Fällen nach der Operation zu einem Krankheitsrückfall, kann gegebenenfalls eine erneute Operation durchgeführt werden. Das Operationsrisiko ist hinsichtlich der Stimmbandlähmung und Entfernung der Nebenschilddrüsen bei der Nachoperation erhöht. Bei korrekt durchgeführter Erstoperation sind Zweiteingriffe heute jedoch selten erforderlich.
Bei einem Krankheitsrückfall nach nahezu vollständiger Operation kann alternativ zur Zweitoperation auch eine Radiojodbehandlung durchgeführt werden. Umgekehrt kann nach erfolgloser Radiojodbehandlung auch eine Operation durchgeführt werden.

Vollständige Operation

Die Befürworter der vollständigen Entfernung der Schilddrüse („totale Thyreoidektomie") sehen in diesem Therapieansatz die Möglichkeit, durch komplette Entfernung des „Antigens Schilddrüse" die fehlgeleitete Immunreaktion zum Abklingen zu bringen.
So wie ein Mensch mit Heuschnupfen die blühende Wiese meidet, soll hier der Kontakt des körpereigenen Immunsystems mit der Schilddrüse vermieden werden. Hierbei wird in Kauf genommen, dass anschließend eine lebenslange Behandlung mit Schilddrüsenhormonen notwendig wird.
Im Gegensatz zur medikamentösen Therapie und meist auch zur Radiojodbehandlung ist nach vollständiger Operation ein Rückfall nicht mehr zu erwarten. Die zusätzlich zur Schilddrüsenüberfunktion bestehende Immunsymptomatik kann sich nach dieser Theorie durch die Operation zurückbilden.
Die oft geäußerte Befürchtung, dass das Immunsystem nach der Entfernung der Schilddrüse andere Organe angreift, entbehrt jeder wissenschaftlichen Grundla-

ge. Da durch jede der heute verfügbaren Therapien die eigentliche Ursache der Krankheit nicht beseitigt wird, müssen Erkrankte mit dem Risiko möglicher zusätzlicher Autoimmunkrankheiten leben, unabhängig von der Behandlung des Morbus Basedow. Auch wenn das Konzept der kompletten Thyreoidektomie einleuchtend und logisch erscheint, fehlt bis heute jeder wissenschaftliche Nachweis seiner Überlegenheit gegenüber der risikoärmeren fast vollständigen Thyreoidektomie. Auch im Hinblick auf die endokrine Orbitopathie gibt es bislang keinen gesicherten Vorteil der totalen gegenüber der nahezu totalen Schilddrüsenentfernung.

Operationsrisiken

Tabelle 23: Risiken der Operation

Ein- oder beidseitige Stimmbandlähmung, durch vorübergehende oder dauerhafte Schädigung des zugehörigen Nervs
Entfernung der Nebenschilddrüsen mit nachfolgender vorübergehender oder lebenslanger Einnahme von Kalzium und Vitamin D
Nachblutung (relativ selten)
Wundheilungsstörungen
Infektion (sehr selten)
Allgemeine Operations- und Narkoserisiken

Das Risiko für eine andauernde Lähmung der Stimmbänder (Recurrens-Parese) beträgt je nach Erfahrung des Operateurs 1 bis 4%. Bei Durchtrennung des zugehörigen Nervs ist die Stimmbandlähmung meist nicht heilbar. Bei kleineren Verletzungen des Nervs kann die Stimmbandfunktion innerhalb eines Jahres zurückkehren.
Eine einseitige Stimmbandlähmung führt zum Verlust der Singstimme. Die Stimme ist wenig moduliert und klingt heiser. Lautes Sprechen ist erschwert. Übungsmaßnahmen durch einen Sprachtherapeuten (Logopäden) sind zum Erhalt und zur Verbesserung der restlichen Stimmfunktion notwendig. Insbesondere bei Erkältungen oder starker körperliche Anstrengung kann das Luftholen erschwert sein, weil die Luftröhre durch das gelähmte Stimmband halbseitig geschlossen ist.
Eine beidseitige Stimmbandlähmung führt zum Stimmverlust. Die gelähmten Stimmbänder verschließen die Luftröhre, sodass zum Erhalt der Atmung ein Luftröhrenschnitt oder eine operative Erweiterung der Stimmritze erfolgen muss. Eine operative Erweiterung der Stimmritze kann nur unter teilweisem Verlust der Stimme erreicht werden.
Die beidseitige Stimmbandlähmung ist durch moderne Operationsmethoden und neue Überwachungsmethoden (Neuro-Monitoring des Stimmbandnervs) sehr

selten geworden. Die Wahl eines erfahrenen Schilddrüsenchirurgen ist die beste Rückversicherung gegenüber den genannten seltenen Operationskomplikationen.
Werden durch die Operation versehentlich die an der Hinterwand der Schilddrüse liegenden Nebenschilddrüsen mit entfernt, so muss der Betroffene lebenslang Kalzium und Vitamin D einnehmen.
Abbildung 5 zeigt die Lage der vier Nebenschilddrüsen, die an der Hinterwand der Schilddrüse und seitlich an der Rückseite der Luftröhre gelegen sind.

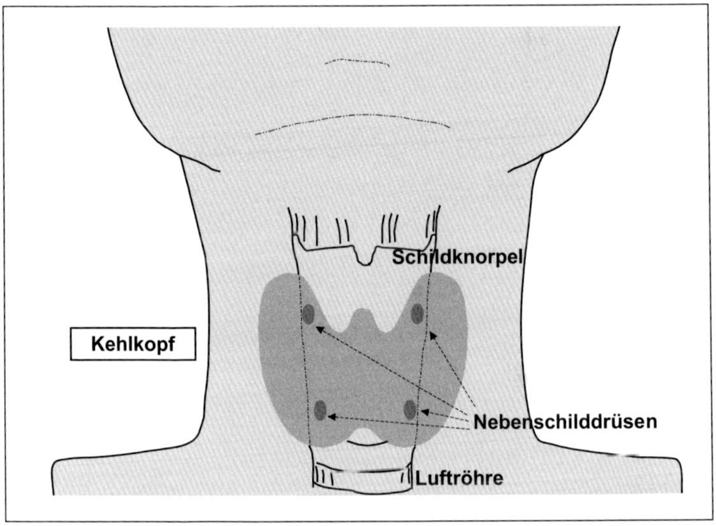

Abbildung 5: Lage der Nebenschilddrüsen

Sind die Nebenschilddrüsen durch die Operation nur vorübergehend in ihrer Funktion beeinträchtigt, können die Medikamente (Kalzium und Vitamin D) nach Erholung der Nebenschilddrüsen wieder abgesetzt werden. Der Zeitraum bis zur Erholung kann zwischen Wochen und einem Jahr liegen.
Wurden nicht alle der vier Nebenschilddrüsen entfernt, können die verbliebenen Nebenschilddrüsen die Funktion der entfernten übernehmen. Das Risiko für eine vorübergehende Schädigung der Nebenschilddrüsen (passagerer Hypoparathyreoidismus) liegt bei 1 bis 5%. Das Risiko für eine bleibende Schädigung oder Entfernung (permanenter Hypoparathyreoidismus) liegt bei unter 1%, wenn der Chirurg ein erfahrener Spezialist ist.

Nach nahezu vollständiger Operation besteht in fast allen Fällen eine Unterfunktion der Schilddrüse, das heißt die restliche Schilddrüse kann nicht in ausreichendem Maße Hormon produzieren. Bei vollständiger Entfernung der Schilddrüse ist der Betroffene also sein Leben lang auf die Einnahme von Schilddrüsenhormonen angewiesen.
Die für den Einzelnen genau passende Menge Hormon muss nach der Operation exakt eingestellt werden. Manchmal gestaltet sich die hormonelle Einstellung bei Basedow-Patienten mühsam und langwierig. Häufig müssen die Dosierungen im Laufe der Zeit neu angepasst werden. Der Stoffwechsel des Basedow-Kranken braucht gelegentlich mehrere Monate, bis er sich neu eingestellt hat und eine ausreichende Hormondosierung gefunden ist. Sie sollten einen erfahrenen Spezialisten, einen Endokrinologen, zu Rate ziehen.

Wichtig ist, dass mit der Einnahme von Schilddrüsenhormon (100 – 125 μg pro Tag, morgens nüchtern) baldmöglichst nach der Operation begonnen wird, in jedem Fall aber noch vor Entlassung aus der Klinik.

Für wen ist die operative Therapie geeignet?

Tabelle 24: Gründe für eine Operation
Einjährige, erfolglose medikamentöse Therapie
Starke Schilddrüsenvergrößerung (Struma) und verdrängendes Schilddrüsenwachstum (Luftröhre)
Verdacht auf bösartige Zellveränderungen
Unverträglichkeit der medikamentösen Therapie (Thyreostatika)
Problematische Augenbeteiligung (endokrine Orbitopathie)
Bei Kindern und Jugendlichen
Bei Frauen mit Kinderwunsch und Wunsch nach einer definitiven Therapie
Medikamentös nicht kontrollierbare Überfunktion und Hormonvergiftung (thyreotoxische Krise)
Nicht kontrollierbare Überfunktion in der Schwangerschaft
Andauernd hohe TSH-Rezeptor-Antikörperspiegel
Wunsch des Erkrankten

Für wen ist die operative Therapie nicht geeignet?

Tabelle 25: Gründe gegen eine Operation
Bei älteren Menschen mit anderen schweren Erkrankungen, die das Operationsrisiko erhöhen
Bei leichten Krankheitsverläufen ohne vorherige medikamentöse Behandlung

Wichtig nach der Operation

Eine nach der Operation eingetretene nicht behandelte Unterfunktion kann die Augenbeteiligung verschlimmern oder auslösen. Es ist deshalb sehr wichtig, durch einen angepassten Hormonersatz eine Unterfunktion sicher zu verhindern. Der TSH sollte im unteren Normbereich eingestellt werden (0,2 – 1 mU/l).

Kann man restliches Schilddrüsengewebe nach einer Operation nachweisen?

Wurde eine Schilddrüsenoperation durchgeführt und besteht der Verdacht auf verbliebenes Schilddrüsengewebe, sollte eine Ultraschalluntersuchung und eventuell ein Szintigramm veranlasst werden. Jod speicherndes Restgewebe kann so entdeckt werden.

Andere Therapiemöglichkeiten

Gibt es eine Heilung ohne Therapie?

Eine Heilung ohne Therapie wird in einigen historischen Schilderungen berichtet. Manchmal tritt bei mildem Krankheitsverlauf auch eine Spontanheilung ein. Da der Morbus Basedow unbehandelt über einen kürzeren oder längeren Zeitraum immer wieder zu Rückfällen neigt und zur lebensbedrohlichen Krankheit werden kann, sollte in jedem Fall eine Therapie erfolgen.
Wenn bei mildem Krankheitsverlauf ohne wesentliche Symptome eine Therapie nicht gewünscht wird, sollte zumindest eine regelmäßige Kontrolle der Schilddrüsenwerte und des Schilddrüsenwachstums durchgeführt werden.

Gibt es eine Therapie mit „natürlichen" Medikamenten?

Die antioxidative Therapie (siehe Kapitel „Augenerkrankung") ist eine auf natürlichen Substanzen beruhende Behandlungsmaßnahme, die unterstützend

wirksam ist. Darüber hinaus ist eine Heilung des Morbus Basedow mit „natürlichen“ Medikamenten bisher nicht bekannt. Die pflanzlichen Medikamente zur Hemmung der Schilddrüsenfunktion sind beim Morbus Basedow unzureichend. Die Heilung begünstigen können möglicherweise Entspannungsübungen, Akupunktur und eine psychologische Verhaltenstherapie.
Autogenes Training und die progressive Muskelentspannung nach Jacobson können in der Phase der Überfunktion bei einigen Betroffenen zu einer Verstärkung der Symptome (Unruhe, Nervosität, Angst) führen. Autogenes Training sollte dann nicht angewandt werden. Klingt die Überfunktionssymptomatik ab, können die Übungen des autogenen Trainings und der progressiven Muskelentspannung eine sinnvolle Unterstützung der medizinischen Behandlung sein.
Einige Erkrankte haben gute Erfahrung mit Akupunktur gemacht. Um die innere Entspannung und Erholung zu fördern, muss jeder Erkrankte seinen persönlichen Weg finden. Da heute eine Vielzahl von Entspannungsmöglichkeiten angeboten wird, sollten Sie sich die für Sie passende Möglichkeit suchen.

Versuche einer alleinigen naturheilkundlichen Behandlung des Morbus Basedow haben keine Erfolge gezeigt.

Bei zusätzlichen Muskelverspannungen wurden in Einzelfällen gute Erfolge mit der kraniosakralen Therapie, einer besonderen krankengymnastischen Behandlung, berichtet.
Homöopathische Behandlungen können allenfalls unterstützend angewandt werden. Eine alleinige homöopathische Behandlung ist nicht ausreichend. Das Quaddeln der Schilddrüse oder Einbringen von homöopathischen Mitteln ist wegen der Infektions- und Verletzungsgefahr und des Risikos einer Verstärkung der Immunreaktion nicht ratsam.

Was ist ein Rezidiv?

Ein Rezidiv ist ein Krankheitsrückfall nachdem die Krankheit vorher gut kontrolliert oder verschwunden war. Bei einem Rezidiv kommt es zu einer erneuten Überfunktion der Schilddrüse. Ein Rezidiv kann nach einer medikamentösen Therapie eintreten (in ca. 50%). Auch nach einer Radiojodtherapie oder einer Operation ist ein Rückfall möglich. Je ausgedehnter die Operation bzw. je höher dosiert die Radiojodtherapie erfolgte, umso geringer ist die Rückfallwahrscheinlichkeit.

Ursachen des Morbus Basedow

E

Wird ein Mensch von einer Krankheit befallen, die nicht wie eine Erkältung in überschaubarer Zeit abgeheilt ist, so grübelt er früher oder später über die Ursache der Krankheit nach. Die Ursachenforschung ist berechtigt und sinnvoll, um vielleicht zu einer Behandlungsmöglichkeit zu gelangen, die an den Wurzeln angreift. Andererseits hilft es wenig, ständig über das „Warum" nachzudenken, wenn es zu keinem Ergebnis führt.

Die Krankheit hat verschiedene Ursachen.

Das Wissen um die Ursachen des Morbus Basedow ist noch unvollständig. Ganz sicher können Sie davon ausgehen, dass nicht eine Ursache allein den Morbus Basedow auslöst, sondern eine Reihe von Bedingungen zusammentreffen müssen, damit die Krankheit ausbricht. Einfache Entstehungstheorien der Krankheit, wie z. B. „der Stress war schuld", kommen als Krankheitsursache allein nicht in Frage, allenfalls als Auslöser.

Da der Mensch ein starkes Bedürfnis nach dem Verstehen der Ursachen hat, werden in Laienkreisen immer wieder einfache Erklärungsmodelle verbreitet. Wie in vielen anderen Lebensbereichen müssen auch hier die einfachen Erklärungen kritisch beurteilt werden.

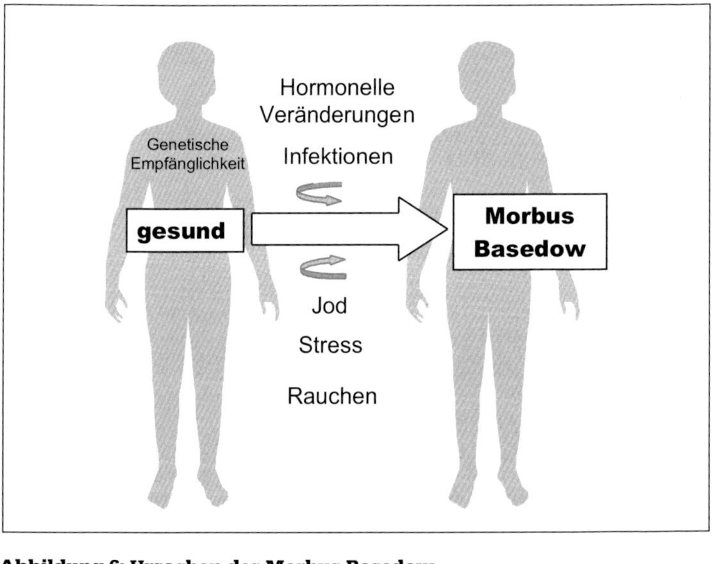

Abbildung 6: Ursachen des Morbus Basedow

Als Ursache des Morbus Basedow wird ein komplexes Geschehen vermutet. Hierbei spielen genetische, immunologische und Umwelteinflüsse eine Rolle. Daneben wird auch der Einfluss von psychischem Stress als Auslöser der Erkrankung diskutiert.

Abbildung 6 zeigt die Ursachen des Morbus Basedow.

Genetische Faktoren

Als eine wichtige Ursache des Morbus Basedow gelten bestimmte angeborene oder erworbene Eigenschaften der Erbinformation. Die exakten Orte auf den Genen und die Art der Veränderungen sind aber komplex und bisher nicht im Einzelnen identifiziert. Gene, die an der Regulation des Immunsystems beteiligt sind, spielen jedoch wahrscheinlich eine Hauptrolle.

Was spricht für eine genetische Ursache?

Es gibt Familien, in denen der Morbus Basedow oder erhöhte Schilddrüsenantikörper häufiger auftreten. Das spricht für eine an das Erbmaterial gebundene Weitergabe der Krankheitsanlage. Nicht jeder, der die Anlage zum Morbus Basedow in sich trägt, muss auch krank werden.
Leicht erhöhte Antikörperspiegel kommen auch bei gesunden Menschen vor. Um krank zu werden, sind meist weitere Auslöser wie Infektionen, Jodbelastung, Stress oder Rauchen erforderlich.
Bei einigen Erkrankten liegen zusätzlich weitere Autoimmunkrankheiten (Diabetes, kreisrunder Haarausfall, Rheuma) vor. Ein Auftreten mehrerer Autoimmunkrankheiten ist oft mit bestimmten genetisch festgelegten Varianten der so genannten Histokompatibilitäts-Antigene im Blut verbunden (HLA-Typ).

Tabelle 26: Hinweise für genetische Ursachen
In einigen Familien gibt es mehrere Erkrankte
Eineiige Zwillinge erkranken gehäuft
Bei nicht erkrankten Angehörigen finden sich häufiger erhöhte Antikörperspiegel gegen Schilddrüsengewebe
Basedow-Kranke zeigen häufiger bestimmte genetische Eigenschaften (HLA-Typ B8 und DR3, CTLA-4-Antigen)

Vererbe ich die Krankheit an meine Kinder?

Eine Vererbung der Krankheitsanlage an die Kinder ist möglich. Allerdings kommt die Erkrankung meist nicht zum Ausbruch.
Eine vorgeburtliche Diagnose der Krankheitsanlage ist nicht möglich.

Wie hoch ist das Erkrankungsrisiko bei Geschwistern?

Für Geschwister von Basedow-Kranken besteht ein Risiko von etwa 15%, auch an Morbus Basedow zu erkranken. Das heißt, dass nur selten mehrere Familienmitglieder an Basedow leiden.

Medizinische Hintergründe

Für eine genetische Ursache des Morbus Basedow sprechen die familiäre Häufung sowie das gehäufte Auftreten der Erkrankung bei Menschen mit bestimmten vererbten Gewebsantigenen. Diese werden als Histokompatibilitätsantigen HLA-B8 und HLA-DR3 bezeichnet. Diese angeborene Antigeneigenschaft kann vom Arzt im Blut festgestellt werden, nützt im Einzelfall aber wenig.
Die Bestimmung der HLA-Spezifität ist meist nur von wissenschaftlicher Bedeutung. Für die Therapie des Einzelfalles ergibt sich daraus zur Zeit keine Konsequenz.
Bei zusätzlich zum Morbus Basedow auftretenden Autoimmunerkrankungen kann sie gegebenenfalls sinnvoll sein.
Bei Morbus Basedow wurde außerdem häufiger eine Veränderung des CTLA-4-Gens (zytotoxisches T-Lymphozytenantigen) nachgewiesen. Auch hieraus ergeben sich für die Praxis zur Zeit keine Konsequenzen.
Bei genetischer Vorbelastung kann es durch Umwelteinflüsse und Stressfaktoren leichter zu einer Aktivierung und Dysbalance des Immunsystems kommen.

Stress kann das Immunsystem negativ beeinflussen.

Das Immunsystem verliert dabei seinen „Selbstschutz" und entdeckt die Schilddrüse als fremd. Die Immunabwehr beginnt, Antikörper gegen Schilddrüsengewebe zu bilden. Eine besondere Rolle spielen dabei wichtige Zellen der Immunabwehr, die T-Lymphozyten und Makrophagen. Diese immunologischen Zusammenhänge sind sehr komplex und erst ansatzweise bekannt.
Derzeit ergibt sich aus den genetischen Ursachen noch keine Möglichkeit des Vorbeugens oder ein Therapieansatz. Die Therapie ist bisher nur symptomatisch, das heißt die Überfunktion der Schilddrüse wird bekämpft. Eine vorbeugende oder ursächliche Therapie auf genetischer Grundlage wäre wünschenswert. Von weiteren immunologischen Erkenntnissen könnten zukünftig neue Behandlungsmöglichkeiten ausgehen, die nicht nur die Symptome bekämp-

fen, sondern an den genetischen Ursachen oder an der Fehlregulation des Immunsystems ansetzen.

Infektionen mit Viren oder Bakterien

Es wird vermutet, dass Viren und Bakterien an der Entstehung des Morbus Basedow beteiligt sind. Das Immunsystem greift die Krankheitserreger, die zufällig dem Schilddrüsengewebe ähneln, an. Die Krankheitserreger werden abgewehrt. Das Immunsystem greift aber „versehentlich" auch die eigene Schilddrüse an, weil diese mit dem Krankheitserreger verwechselt wird.

Welche Viren können Morbus Basedow auslösen?

Genaue Kenntnisse gibt es nicht.

Welche Bakterien können Morbus Basedow auslösen?

Wahrscheinlich unterschiedliche Bakterien (vermutet werden Yersinia enterocolitica und Shigellen), genaue Daten sind noch nicht bekannt.

Kann ich mich vor solchen Infektionen schützen?

Da die möglichen Erreger weit verbreitet sind, ist ein Schutz nicht möglich.

Medizinische Hintergründe

Bei einer Infektion kommt es üblicherweise zu einer Bildung von Antikörpern gegen Antigene der Viren oder Bakterien. Die Antigene der Viren oder Bakterien können ähnlich aussehen wie Antigene der körpereigenen Schilddrüsenzellen (molekulares Mimikry). So wird das Immunsystem fehlgeleitet und greift neben den Viren oder Bakterien fälschlicherweise auch die Schilddrüse an. Die Antikörper richten sich gegen Strukturen an der Zelloberfläche der Schilddrüsenzellen, so genannte „Rezeptoren".
Als ein auslösendes Bakterium wird unter anderem Yersinia enterocolitica vermutet. Über den Einfluss von Chlamydien liegen keine sicheren Erkenntnisse vor.
Aus diesen Vermutungen ergibt sich zur Zeit jedoch keine Therapie. Welche Viren und Bakterien möglicherweise ebenfalls zur Bildung von Antikörpern gegen eigenes Gewebe führen, muss noch untersucht werden.

Umweltfaktoren

Auch Umweltfaktoren können für die Entstehung des Morbus Basedow eine Rolle spielen.

Welche Umweltfaktoren können die Erkrankung auslösen?

Eine Untersuchung mit jodhaltigem Röntgenkontrastmittel kann Basedow auslösen.
Eine Belastung mit größeren Mengen Jod wie z. B. eine Röntgenuntersuchung mit jodhaltigem Kontrastmittel (z. B. bei einer Computertomographie) oder eine Behandlung mit jodhaltigen Medikamenten, Lösungen oder Tinkturen kann den Morbus Basedow auslösen.
Rauchen ist ein wahrscheinlicher Auslöser des Morbus Basedow und kann die Augenerkrankung beim Morbus Basedow auslösen oder verschlimmern.

Medizinische Hintergründe

Alle Faktoren, die das Immunsystem negativ beeinflussen, können bei genetischer Veranlagung die Erkrankung auslösen.
Immunmodulatorisch (das Immunsystem verändernd) wirkt Nikotinkonsum. Verlauf und Schweregrad der Erkrankung, besonders der Augenbeteiligung, werden durch Rauchen wesentlich verschlimmert.
Eine Jodbelastung durch vermehrt mit der Nahrung aufgenommenes Jod oder eine Röntgenuntersuchung mit jodhaltigem Kontrastmittel können die Erkrankung auslösen. Auch im Verlauf der Erkrankung sollten Sie Jodbelastungen vermeiden. Ausgenommen sind nur Patienten, bei denen die Schilddrüse vollständig entfernt wurde. Bei ihnen kann vermehrt aufgenommenes Jod wahrscheinlich keine Verschlechterung der Symptome verursachen. Statistische Untersuchungen über Jodverträglichkeit von Basedow-Patienten bei komplett entfernter Schilddrüse liegen nicht vor.

Psyche

Psychischer Stress kann tief greifende Veränderungen des Immunsystems bewirken. So kann bei genetisch oder durch Infektion vorbelasteten Menschen der Morbus Basedow in oder nach Stresssituationen zum Ausbruch kommen. Eine bereits bestehende Erkrankung mit nur geringer Symptomatik kann verschlimmert werden. Stress ist jedoch nur als Auslöser, aber nicht im eigentlichen Sinne als Ursache zu betrachten. Eine Erkrankung ist auch ohne psychischen Stress

möglich (z. B. bei Kindern). Psychischer Stress ist keine notwendige Bedingung für die Erkrankung.
Die Erkrankung nimmt durch die Hormonveränderungen meist erheblichen Einfluss auf die Psyche (Reizbarkeit, Unruhe, Depression, Psychosen). Zusätzlich wird der Erkrankte durch die häufig lange anhaltenden Krankheitssymptome psychisch belastet. Besonders beeinträchtigend für die Psyche ist in vielen Fällen das Hervortreten der Augen.
Für den Kranken selber und die behandelnden Ärzte ist es oft schwierig, zwischen Symptom und Ursache der Erkrankung zu unterscheiden. Bei abklingender Krankheitsaktivität gelangt der Basedow-Kranke häufig wieder zu seinem seelischen Gleichgewicht.

Psychischer Stress kann den Morbus Basedow aktivieren.

Psychischen Stress sollten Sie während der Erkrankung möglichst vermeiden. Statt Psychopharmaka (die auch in den Schilddrüsenstoffwechsel eingreifen können) genügt in vielen Fällen ein verständnisvolles Gespräch mit einem erfahrenen Arzt oder der Erfahrungsaustausch mit anderen Erkrankten.
Wichtig für den Krankheitsverlauf sind vor allem Geduld und Ruhe.

Bericht 6: Eine historische Spontanheilung mit Rückfall

Als Beispiel für Stress als Auslöser beim Morbus Basedow steht die Geschichte, die in einer medizinischen Zeitschrift (Lancet) veröffentlicht wurde: 1917 wurde einer 17-jährigen seit sechs Monaten verheirateten Frau mitgeteilt, dass ihr Mann auf See vermisst werde. Sein Schiff war torpediert worden. Innerhalb von drei Monaten entwickelte die Frau eine vergrößerte Schilddrüse mit hervortretenden Augen. Bettruhe, Beruhigungsmittel und Jod (Anmerkung: sicherlich unangebrachter Therapieversuch, der die Symptomatik verschlechtert, wenn ein Morbus Basedow besteht) brachten eine anfängliche Besserung, dann verschlechterte sich die Krankheit wieder. Als ihr Mann, der wider Erwarten überlebt hatte, nach Hause zurückkehrte, erholte sich die Frau ohne weitere Behandlung.
Ihre Schilddrüsenvergrößerung und Augensymptomatik bildeten sich komplett zurück.
Im Alter von 63 Jahren kam es zu einem Rückfall, als ihr Mann an einem Herzinfarkt verstarb. Innerhalb von drei Monaten vergrößerte sich die Schilddrüse bei hormoneller Überfunktion. Die Augensymptomatik war nicht sehr ausgeprägt. Nach einer operativen Behandlung normalisierte sich der Schilddrüsenstoffwechsel (Lancet 339: 339–340).

Weitere Informationen über Psyche und Morbus Basedow finden Sie im Kapitel „Psyche“.

Medizinische Hintergründe

Nervensystem und Hormonsystem sind eng mit dem Immunsystem verbunden. Die Forschung im Bereich der Neuroimmunologie deutet auf diese Zusammenhänge hin. Treten Stressfaktoren wie Tod des Lebenspartners, Arbeitsplatzwechsel, Arbeitslosigkeit oder finanzielle Not auf, soll es häufiger zum Ausbruch des Morbus Basedow kommen. Über die Zusammenhänge zwischen Stress und Morbus Basedow gibt es wissenschaftliche Untersuchungen, die zum Teil unterschiedliche Ergebnisse zeigen.
Eine wissenschaftliche Studie von Gray und Hoffenberg (1985) zeigt keine Häufung lebensverändernder Ereignisse vor Ausbruch des Morbus Basedow. Zu einem anderen Ergebnis kamen Sonino und Mitarbeiter in einer Untersuchung von 1993. Sie fanden bei Basedow-Kranken deutlich häufiger positive und negative lebensverändernde Ereignisse ein Jahr vor Krankheitsbeginn.
In einer Untersuchung von Radosavljevic und Mitarbeitern (1996) konnten bei Patienten mit Morbus Basedow ein Jahr vor Krankheitsbeginn erheblich mehr negative Lebensveränderungen gefunden werden als bei einer gesunden Vergleichsgruppe. Untersucht wurden jeweils 100 Patienten mit Morbus Basedow und 100 gesunde Probanden.
Stress kann das Immunsystem negativ beeinflussen. Es wird vermutet, dass es auf Zellebene zu einem Verlust der antigenspezifischen T-Suppressor-Zellfunktion kommt. Ein Toleranzverlust von Zellen der Immunabwehr, den T-Zellen, sowie eine fehlerhafte Inaktivierung von unreifen selbstreaktiven B-Lymphozyten wird vermutet. Auch ein Ungleichgewicht verschiedener T-Zellen (TH1/TH2) wird diskutiert. Bei ausgeprägtem Stress kann der Spiegel des Hormons CRH (Hormon, das vom Hypothalamus gebildet wird und in der Hypophyse die Freisetzung von ACTH fördert, das wiederum die Nebenniere zur Bildung von Cortison veranlasst) stark ansteigen, sodass es zu einer erhöhten Produktion von Interleukin-1 kommt. Interleukin-1 in hohen Mengen kann zu einer Fehlregulation des Immunsystems führen.

Hormone

Für einen besonderen Einfluss weiblicher Hormone spricht, dass Frauen weit häufiger an Morbus Basedow erkranken als Männer. In Phasen der Hormonumstellung (in der Pubertät, nach der Geburt eines Kindes, nach einer Fehlgeburt, beim Absetzen der Anti-Baby-Pille oder bei Beginn der Wechseljahre) tritt die Krankheit häufiger auf. Selten kommt es in der Schwangerschaft, häufig aber im Anschluss an eine Schwangerschaft zu einem Auftreten von Morbus Basedow. Die Zeit im Anschluss an eine Schwangerschaft gilt als gesicherter Auslösefaktor des Morbus Basedow. Der Grund dafür ist nicht genau bekannt. Die hormonellen Veränderungen in und nach der Schwangerschaft und ihr Einfluss auf das Immunsystem spielen dabei offenbar eine wichtige Rolle.

Hormonelle Veränderungen können Morbus Basedow auslösen.

Auch von anderen Autoimmunerkrankungen ist ein häufigeres Auftreten nach einer Schwangerschaft bekannt. Nach der Geburt kommt es zu einem abrupten Absinken der Spiegel von Östradiol und Progesteron, der Stoffwechsel stellt sich radikal um. Das hormonelle Gleichgewicht verändert sich drastisch. Warum es bei einigen Frauen in dieser Phase zur Entwicklung von Autoimmunerkrankungen kommt, ist zur Zeit nicht sicher geklärt. Insbesondere das Absinken des das Immunsystem beeinflussenden Progesterons könnte jedoch eine Erklärung bieten.
Vielen Frauen mit bereits bestehendem Morbus Basedow geht es im Verlauf der Schwangerschaft unter dem günstigen Einfluss des Schwangerschaftshormons Progesteron deutlich besser. Nach der Entbindung kann sich die Krankheit allerdings erneut verschlimmern.
Bei Männern mit Morbus Basedow finden sich häufig verminderte Sexualhormonspiegel (Testosteron, DHEAS). Ältere Männer weisen mitunter eine besonders schwere Augenbeteiligung (endokrine Orbitopathie) auf. Eine Ergänzung der fehlenden Hormone scheint für den Krankheitsverlauf günstig zu sein. Weitere Informationen finden Sie im Kapitel „Hormone".

Medizinische Hintergründe

Die überwiegende Zahl der von einem Morbus Basedow Betroffenen sind Frauen. Die Sexualhormone (Östradiol, Progesteron, Androgene) wirken auf das Immunsystem. Dabei haben Östrogene sowohl immunstimulierende als auch immunsuppressive (das Immunsystem unterdrückende) Eigenschaften. Progesteron und Androgene wirken überwiegend immunsuppressiv. Verminderte Konzentrationen an Progesteron können sich demnach negativ auf den Autoimmunprozess auswirken. Die Zusammenhänge zwischen Immunsystem und Hormonen sind komplex und zum Teil noch nicht vollständig geklärt. Bei Frauen ist im Allgemeinen die Immunantwort auf ein bestimmtes Antigen stärker ausgeprägt, sodass Frauen häufiger von Autoimmunkrankheiten betroffen sind. Es wird vermutet, dass der Östrogeneinfluss und/oder ein Progesteronmangel dabei eine Rolle spielen.
Neben Progesteron besitzen auch Androgene eine günstige dämpfende Wirkung auf Autoimmunkrankheiten. Weitere medizinische Hintergründe der Hormone finden Sie im Kapitel „Hormone".

Antikörper

F

In diesem Kapitel geht es um Antikörper, die im Blut gemessen werden können und das Vorliegen eines Morbus Basedow bestätigen können.

Was sind Antikörper?

Antikörper sind vom Immunsystem gebildete Abwehrstoffe gegen Fremdeiweiß.

Das Immunsystem bildet Abwehrstoffe gegen Viren, Bakterien und Pilze, um den Körper zu schützen. Die vom Immunsystem wahrgenommenen Strukturen der Viren, Bakterien und Pilze werden in diesem Fall als Antigene bezeichnet. Die Antikörper sind für diese Antigene passend hergestellte Verteidigungsmittel. Produziert werden sie von so genannten B-Lymphozyten und Plasmazellen unter Mithilfe spezieller Botenstoffe (Zytokine). Antikörper können die Antigene erfolgreich aufspüren, zerstören oder „kampfunfähig" machen.

Das Immunsystem ist in der Lage, ein Gedächtnis anzulegen, welche Antigene schon einmal bekämpft und welche Antikörper schon einmal produziert wurden. Kommt es zu einem zweiten Kontakt mit demselben Antigen, können sofort passende Antikörper gebildet werden.

Bei Autoimmunkrankheiten greift das Immunsystem den eigenen Körper an.

Das Immunsystem besteht aus zahlreichen verschiedenen Blutzellen. Beim Morbus Basedow kommt es zu einem Ungleichgewicht der verschiedenen Zellarten und ihrer Botenstoffe untereinander. Diese Veränderung des Immunsystems bleibt häufig auch dann bestehen, wenn die Symptome des Morbus Basedow vollständig verschwunden sind.

Bei Autoimmunkrankheiten „irrt" sich das Immunsystem und registriert eigene Körperzellen als fremd. Es bildet dann besondere weiße Blutkörperchen (Lymphozyten) und Antikörper, die sich gegen eigene Körperzellen richten und dort zu einer chronischen Funktionsänderung oder Zerstörung führen.

Was bedeutet autoimmun?

Das Immunsystem wehrt normalerweise schädliche Einflüsse von außen ab. Bei Autoimmunität richtet sich das Immunsystem versehentlich gegen den eigenen Körper (auto = selbst). Neben den Autoimmunkrankheiten der Schilddrüse vom Typ Basedow und Hashimoto sind heute zahlreiche andere Autoimmunkrankheiten bekannt. Eine der häufigsten Autoimmunkrankheiten ist der Diabetes Typ 1, eine durch Insulinmangel hervorgerufene Zuckerkrankheit, die meist schon im Jugendalter beginnt.

Was ist eine Immunthyreopathie?

Unter einer Immunthyreopathie oder Autoimmunthyreopathie versteht man eine autoimmun bedingte Krankheit der Schilddrüse. Diese kann entweder der Morbus Basedow oder die Immunthyreoidits vom Typ Hashimoto sein. Gelegentlich gibt es auch Mischformen zwischen den beiden Erkrankungen. Welche Krankheit genau vorliegt, kann anhand der Antikörper, der Krankheitserscheinungen, der Schilddrüsenhormon-Werte und mit Hilfe des Ultraschallbefundes festgestellt werden. Manchmal kann auch erst durch die Beobachtung des Krankheitsverlaufes über eine gewisse Zeit eine endgültige Zuordnung getroffen werden, welche Erkrankung vorliegt.

Welche Antikörper gibt es beim Morbus Basedow?

Wichtige Antikörper für die Diagnose des Morbus Basedow sind die **TRAK-** und **TPO-AK**. Zusätzlich können Antikörper gegen Augenmuskel- und Augenfettgewebe auftreten, die aber für die Diagnose und Therapie bisher keine Bedeutung haben.

TRAK

Tabelle 27: TRAK-Antikörper

< 9 U/l	negativ (unter 9 U/l sind die Werte normal)
9 – 14 U/l	Grenzbereich
> 14 U/l	positiv (weist auf Morbus Basedow hin)

Die Normalwerte können je nach Labor Abweichungen zeigen. Einzelwerte müssen in Abhängigkeit von den Normalwerten des jeweiligen Labors beurteilt werden.
Mit dem neuen Nachweisverfahren (Firma Brahms) für die TRAK-Antikörper können 95% aller TRAK-Antikörper identifiziert werden. Die Normalwerte für diese Verfahren sind weiter unten aufgeführt.
TRAK-Werte werden in U/l (Units pro Liter) angegeben. Je nach Labor können die Normalwerte abweichend definiert sein.
Positive TRAK sind typisch und fast immer beweisend für einen Morbus Basedow.
Außer beim Morbus Basedow finden sich positive TRAK in geringen Mengen gelegentlich bei der Hashimoto-Thyreoiditis, einer anderen autoimmunen

Schilddrüsenerkrankung. Die Diagnose erfolgt durch einen Schilddrüsenspezialisten. Auch Übergangsformen zwischen Morbus Basedow und Hashimoto-Thyreoiditis sind möglich.
Selten können leicht erhöhte TRAK auch beim Gesunden gefunden werden.

In einigen Fällen sind beim Morbus Basedow keine Antikörper im Blut nachweisbar.

Liegen die TRAK im Grenzbereich, kann eine Beurteilung schwierig sein. Je nach Messverfahren lassen sich bei einem Teil der Basedow-Patienten (5 – 20%) keine TSH-Rezeptor-Antikörper nachweisen. Grund hierfür ist aber nicht das Fehlen der Antikörper, sondern das Fehlen von Messverfahren, die sämtliche TSH-Rezeptor-Antikörper nachweisen können.

TRAK- oder TSH-RAK ist gleichbedeutend mit der Bezeichnung TSH-Rezeptor-Antikörper. Sie finden sich beim Morbus Basedow in 80 bis 95% der Fälle im akuten Stadium. Die Antikörper richten sich gegen einen an der Zelloberfläche der Schilddrüsenzellen gelegenen Bindungsort für TSH, den so genannten TSH-Rezeptor. Wenn dieser Bereich von einem Antikörper oder TSH besetzt ist, vermittelt dies dem Zellinneren ein Signal, dass Schilddrüsenhormone (T3/T4) gebildet werden sollen (Abbildung 7).
Beim Gesunden wird über das Hormon TSH, das an dieser Stelle der Zelloberfläche ankoppelt, fein reguliert die Information vermittelt, Schilddrüsenhormone zu bilden. Beim Basedow-Kranken erfolgt dies unkoordiniert und ununterbrochen durch die sehr bindungsstarken TSH-Rezeptor-Antikörper.

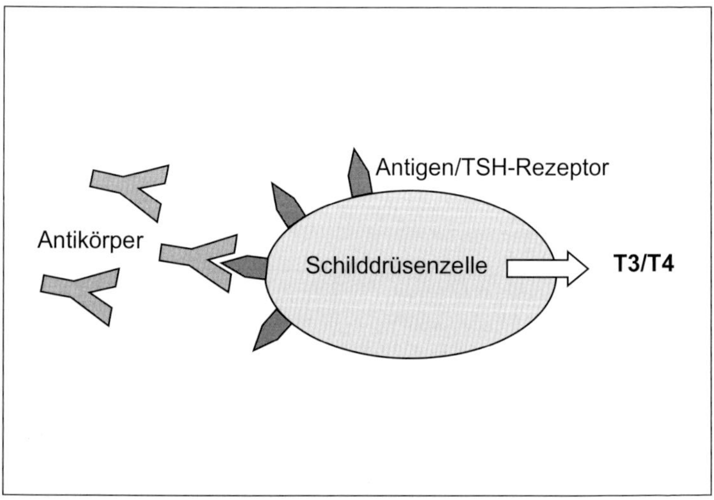

Abbildung 7: Antigen- und Antikörperreaktion

Die Höhe der Antikörperspiegel im Verlauf der Krankheit ist in ihrer Bedeutung unklar. Häufige Kontrollen der Antikörperspiegel zur Beurteilung der Krankheitsaktivität sind nicht sinnvoll, wenn daraus keine Änderung der Therapie folgt.

Die Höhe der Antikörperspiegel schwankt im Verlauf der Erkrankung.

Notwendig werden die Kontrollen der Antikörperspiegel vor Beginn einer Schwangerschaft und in der 22. bis 26. Schwangerschaftswoche. Mütterliche Antikörper können auf das Kind übertragen werden und dort eine Schilddrüsenüberfunktion auslösen. Dies muss frühzeitig erkannt werden.
Unter der Behandlung mit schilddrüsenhemmenden Medikamenten oder nach vollständiger Operation fallen die Antikörperspiegel im Laufe eines Jahres meist in den Normalbereich ab. Bleiben die Antikörperspiegel weiterhin erhöht, muss mit einem höheren Rückfallrisiko gerechnet werden.
Sehr hohe TSH-Rezeptor-Antikörperspiegel weisen auf eine hohe immunologische Aktivität des Morbus Basedow hin. Das Risiko für das Auftreten einer endokrinen Orbitopathie ist dann erhöht. Bei hohen TSH-Rezeptor-Antikörperspiegeln sollten die Therapiebemühungen intensiviert werden.

Medizinische Hintergründe

Die Antikörper besetzen die an der Oberfläche der Schilddrüsenzellen liegenden Rezeptoren. Diese Rezeptoren gleichen Puzzleteilen. Sie sind normalerweise dafür vorgesehen, dass sich das TSH, ein Hormon der Hypophyse, dort verankert. Durch diese Verankerung werden in der Zelle Vorgänge ausgelöst, die eine Produktion der Schilddrüsenhormone T3 und T4 bewirken.

Die TSH-Antikörper führen zu einer Schilddrüsenüberfunktion.

Das TSH hat eine ähnliche Oberflächenstruktur wie die TRAK. Wie ein falsches Puzzleteil setzen sich beim Morbus Basedow die Antikörper an den Rezeptor und verursachen eine übermäßige und unkontrollierte Produktion von Schilddrüsenhormonen. Neben den stimulierenden Antikörpern gibt es seltener auch blockierende Antikörper, die eine Produktion von Schilddrüsenhormonen verhindern können.
Der Nachweis von TSH-Rezeptor-Antikörpern (TRAK) deutlich oberhalb des Grenzbereiches beweist in der Regel den Morbus Basedow. Bei etwa 10 bis 20% der an Morbus Basedow Erkrankten lassen sich mit dem derzeit üblichen Nachweisverfahren keine TRAK nachweisen. In diesen Fällen ist die Diagnose des Morbus Basedow erschwert und kann oft nur durch den klinischen Eindruck, die Ultraschalluntersuchung der Schilddrüse sowie den weiteren Krankheitsverlauf gefunden werden.
Ein neuer TRAK-Test kann TSH-Rezeptor-Antikörper bei über 95% der Basedow-Kranken nachweisen. Die Nachweiswahrscheinlichkeit der TRAK-Anti-

körper liegt damit höher. Ob die Vorhersagewahrscheinlichkeit für einen Krankheitsrückfall anhand der Höhe der Antikörperspiegel mit dem neuen Verfahren verbessert wird, ist jedoch noch unklar. Die Normalwerte für die neue Bestimmungsmethode der TRAK nach dem DYNOtest® TRAKhuman unterscheiden sich von den oben aufgeführten Normalwerten.

Tabelle 28: TRAKhuman-Antikörper

< 1 IU/l	negativ (unter 1 IU/l sind die Werte normal)
1 – 2 IU/l	Grenzbereich
> 2 IU/l	positiv (weist Morbus Basedow nach)

TPO

Tabelle 29: TPO-Antikörper

< 100 U/ml	negativ (unter 100 U/ml sind die Werte normal)
100 – 200 U/ml	Grenzbereich
> 200 U/ml	positiv (Morbus Basedow oder Hashimoto-Thyreoiditis)

Die Normalwerte können je nach Labor gewisse Abweichungen zeigen. Die Aussagekraft der gemessenen Antikörper muss deshalb in Beziehung zu den jeweiligen Normalwerten des einzelnen Labors gesetzt werden.
Bei gesunden Menschen liegen die TPO-Antikörper unterhalb von 100 U/ml und werden dann als negativ bezeichnet. Deutlich positive TPO-Antikörper sind ein Hinweis für eine Autoimmunthyreopathie (Hashimoto-Thyreoiditis oder Morbus Basedow).
TPO-Antikörper sind identisch mit den früheren MAK (mikrosomalen) Antikörpern. Sie sind bei an Morbus-Basedow-Erkrankten im akuten Stadium in 50 bis 70% der Fälle nachweisbar. Die Bestimmung der TPO-Antikörper ist jedoch im Vergleich zu den TSH-Rezeptorantikörpern von geringerer und allenfalls diagnostisch erhärtender Bedeutung.
Für den Verlauf und die Prognose des Morbus Basedow hat die Höhe der TPO-Antikörper im Blut keine gesicherte Bedeutung. Die Höhe der TPO-Antikörper lässt zur Zeit keine Aussage über den Schweregrad oder die Prognose der Erkrankung zu.

Medizinische Hintergründe

TPO-Antikörper sind Antikörper gegen ein bestimmtes Enzym der Schilddrüse. Enzyme sind für die Beschleunigung chemischer Umbauprozesse oder Abbauprozesse zuständig. Das betreffende Enzym ist die Schilddrüsenperoxidase. Die Schilddrüsenperoxidase sitzt auf der inneren Zellmembran der Schilddrüsenzellen und hilft bei der Bildung von Schilddrüsenhormonen.
In einigen Fällen können auch beim Gesunden TPO-Antikörper in geringen Konzentrationen nachgewiesen werden. Große Bedeutung haben die TPO-Antikörper bei der autoimmunen Schilddrüsenentzündung, der Hashimoto-Thyreoiditis. 90% der an Hashimoto-Thyreoiditis Erkrankten haben deutlich erhöhte TPO-Spiegel.
Leicht erhöhte TPO-Antikörper allein beweisen noch nicht das Vorliegen einer Immunkrankheit. Auch bei anderen Schilddrüsenkrankheiten sowie im höheren Lebensalter können leicht erhöhte TPO-Spiegel vorliegen, ohne dass dies Ausdruck einer autoimmunen Schilddrüsenerkrankung sein muss.

Tg-AK

Tabelle 30: Tg-Antikörper

< 100 U/ml	negativ (unter 100 U/ml sind die Werte normal)
100 – 200 U/ml	Grenzbereich
> 200 U/ml	positiv

Die Normalwerte können je nach Labor Abweichungen zeigen. Die Aussagekraft der gemessenen Antikörper muss in Beziehung zu den jeweiligen Normalwerten des einzelnen Labors gesetzt werden.
Positive Tg-Antikörper (Tg-AK) finden sich bei Morbus Basedow in 20 bis 40% der Fälle bei akuter Erkrankung.
Der Nachweis von Tg-AK hat für die Diagnose und den Krankheitsverlauf des Morbus Basedow keine Bedeutung.

Tg-AK spielen beim Morbus Basedow normalerweise keine Rolle.

Bei wenigen Patienten mit einer autoimmunen Schilddrüsenkrankheit findet sich eine alleinige Erhöhung der Tg-AK. Da in den meisten Fällen andere Antikörper (TRAK und TPO-AK) erhöht sind, ist die Bedeutung der Tg-AK für die Diagnose gering. Sind andere Antikörper erhöht, kann die Bestimmung der Tg-AK beim Morbus Basedow unterbleiben.

Medizinische Hintergründe

Tg-Ak sind Antikörper gegen Thyreoglobulin. Thyreoglobulin ist ein von den Schilddrüsenzellen hergestelltes Protein. In der Schilddrüsenzelle ist es für die Produktion und Speicherung von Schilddrüsenhormonen verantwortlich.
Bei der Diagnose von autoimmunen Schilddrüsenerkrankungen haben Tg-AK nur eine untergeordnete Bedeutung.
Bei der Hashimoto-Thyreoiditis können Tg-AK in 50 bis 60% der Fälle nachgewiesen werden. Bei anderen Schilddrüsenkrankheiten finden sich in 20% der Fälle Tg-AK. Positive Tg-AK-Spiegel kommen manchmal auch bei Gesunden vor.

Gibt es noch andere Antikörper?

Beim Morbus Basedow kommt es durch eine Störung des Immunsystems zur Bildung verschiedener Antikörper. So konnten in den letzten Jahren auch Antikörper gegen Augenmuskel- und Augenfettgewebe sowie wachstumsfördernde Antikörper nachgewiesen werden. Diese Antikörper haben bisher jedoch nur wissenschaftliche Bedeutung. Sie können in ihrer Höhe und Menge im Verlauf der Krankheit schwanken. Für die Therapie geben sie keinen Hinweis. Im Normalfall werden sie beim Morbus Basedow nicht bestimmt.
Sehr selten können Antikörper gegen die Schilddrüsenhormone (T3, T4) gefunden werden. Diese Antikörper inaktivieren die Schilddrüsenhormone. Es entsteht eine Unterfunktion, die der Körper durch Steigerung des TSH auszugleichen versucht. Eine Diagnose kann vom Schilddrüsenspezialisten gestellt werden.
Wahrscheinlich treten neben den bekannten Antikörpern noch andere Antikörper auf, die zur Zeit unbekannt sind oder nicht nachgewiesen werden können. Dies könnte einige der noch ungeklärten Immunphänomene erklären. Genauere Kenntnisse aus wissenschaftlichen Untersuchungen werden für die Zukunft erhofft. Forschungsarbeiten zur Entstehung und Behandlung des Morbus Basedow sind dringend erforderlich, um die Situation von Basedow-Patienten in naher Zukunft entscheidend zu verbessern.

Wie oft sollte man die Antikörperspiegel kontrollieren?

Bei hohen Antikörperspiegeln kommt es häufiger zu einem Krankheitsrückfall.

Die Bedeutung der Antikörperspiegel im Verlauf der Krankheit ist gering. Häufige Kontrollen der Antikörperspiegel sind nicht sinnvoll, wenn daraus keine Änderung der Therapie folgt. Abfallende Antikörperspiegel können Hinweise auf eine Beruhigung des Immunprozesses geben. Bei erfolgreicher medikamentöser Behandlung oder nach Schilddrüsenoperation fallen die Antikörperspiegel in vielen Fällen innerhalb eines Jahres in den Normalbereich ab. Sehr hohe Antikörperspiegel nach einer einjährigen Behandlung mit schilddrüsenhemmenden Medikamenten signalisieren ein hohes Rückfallsrisiko.

Antikörper und Schwangerschaft

Wenn Sie an Morbus Basedow leiden und eine Schwangerschaft planen, sollten die TSH-Rezeptor-Antikörper im Normbereich liegen oder nur leicht erhöht sein. Antikörper können sonst in einzelnen Fällen über den Mutterkuchen auf das Kind übertragen werden und dort eine Schilddrüsenüberfunktion auslösen.
In der Schwangerschaft sollte mindestens einmal eine Kontrolle der Antikörper in der 22. bis 26. Schwangerschaftswoche durchgeführt werden. Bei erhöhten und steigenden Antikörperspiegeln sind weitere Kontrollen notwendig. In diesen Fällen muss das ungeborene Kind engmaschig durch Ultraschalluntersuchungen und Herztonaufzeichnung überwacht werden.
Auch die TPO-Antikörper können über den Mutterkuchen auf das Kind übertragen werden. Eine Übertragung scheint aber eher selten vorzukommen und verursacht wahrscheinlich keine Probleme. Gesicherte Erkenntnisse liegen zur Zeit nicht vor.
Die Chancen, ein gesundes Kind zu bekommen sind bei Frauen mit Morbus Basedow gut. Dennoch gilt die Schwangerschaft einer Basedow-Patientin als Risikoschwangerschaft, auch wenn die Schilddrüse früher durch Radiojodtherapie oder Operation behandelt wurde. Teilen Sie diese wichtige Information Ihrem behandelndem Arzt immer mit. Suchen Sie im Falle einer Schwangerschaft auch immer einen auf Morbus Basedow spezialisierten Endokrinologen auf.

Hormone

G

Hormone sind Botenstoffe, die im menschlichen Körper Signale übermitteln können. Dabei können Botschaften von zentralen Stellen im Gehirn zu weit entfernten Organen und von den Organen wiederum zum Gehirn gesandt werden. Die einzelnen Organe können sich auch untereinander mit Hilfe dieser Hormonbotschaften verständigen.
Wie ein unsichtbares Telefonnetz wird der ganze Körper durchzogen von solchen Hormonverbindungen. Die Hormonausschüttung erfolgt durch hormonaktive Drüsen, wie z. B. die Schilddrüse oder die Bauchspeicheldrüse, in die Blutbahn. Zusätzlich sind andere Zellen außerhalb der hormonaktiven Drüsen in der Lage, Hormone zu bilden und an das umgebende Gewebe abzugeben.
Bekannte Hormone sind z. B. das Insulin der Bauchspeicheldrüse, Östrogen und Progesteron, die Hormone der Eierstöcke oder das Cortison der Nebennieren.
Die hormonelle Regulation ist ein hoch komplizierter und fein regulierter Ablauf, der erst in Ansätzen wissenschaftlich verstanden ist. Längst nicht alle Abläufe sind erforscht und ständig werden neue Hormone entdeckt.
Wenn im Laufe dieses Kapitels hormonelle Zusammenhänge erklärt werden, handelt es sich dabei um Modelle, die vereinfachte Regelkreise zeigen, um die Vorstellung der Wirksamkeit der Hormone zu erleichtern. Die wirklichen Regelkreise sind oft sehr viel komplizierter.

Schilddrüsenhormone und hormoneller Regelkreis

T3 und T4

Die Schilddrüse produziert die Hormone T3 (Trijodthyronin) und T4 (Tetrajodthyronin). T3 und T4 werden in einem Verhältnis von 1:10 ins Blut ausgeschüttet. Es wird also wesentlich mehr T4 gebildet. Zur Bildung beider Hormone benötigt die Schilddrüse Jod.
Das im Körper wirksame Hormon ist T3. T4 dient als Hormonvorstufe und als Reserve, aus der mit Hilfe von Enzymen das T3 hergestellt wird. Beide Hormone liegen in gebundener inaktiver Form und in freier aktiver Form im Körper vor. Gebunden heißt, dass die Hormone eine chemische Bindung mit Transportproteinen eingehen. Als Vergleich: Eine Kopfschmerztablette kann als unwirksames Medikament in Pulverform im Schrank liegen und erst wirksam werden, wenn sie aus dem Schrank genommen (Abspaltung vom Transportprotein) und dann in Wasser aufgelöst wird (Umwandlung in das wirksame T3).

Medizinische Hintergründe

T4 ist im Blut zu über 99% an Transportproteine gebunden. Etwa 0,03% liegen in freier Form vor. T3 ist ebenfalls zu über 99% an Transportproteine gebunden. Der Anteil des ungebundenen T3 beträgt etwa 0,3%.

Die Menge der Transportproteine kann sich in verschiedenen Lebenssituationen ändern. So steigt die Menge der Transportproteine beispielsweise bei Einnahme der Anti-Baby-Pille oder in der Schwangerschaft. Damit in diesen Fällen noch genug freies aktives T3 vorliegt, muss die Gesamthormonmenge erhöht werden. Wird nur die T3/T4-Menge bestimmt, kann sich ein falscher Eindruck ergeben. Die Bestimmung der freien Hormone ist dagegen genauer. Besonders die Bestimmung des freien T4 wird empfohlen. Bei T3 ist die Proteinbindung etwas geringer, hier kann anstelle des freien T3 auch die Gesamthormonmenge T3 ausreichenden Aufschluss geben.

Tipp für den Hormonersatz

Anzustreben ist die Bestimmung der freien T3- und freien T4-Werte beim Arztbesuch. Da die Normalwerte sich für das freie und das gebundene Hormon unterscheiden, sind die Werte untereinander nicht vergleichbar. Bei langfristiger Gabe von Schilddrüsenhormonen sollten immer dieselben Werte bestimmt werden, damit sie verglichen werden können. Bei den Normalwerten gibt es zusätzlich Unterschiede von Labor zu Labor. Für den Schilddrüsenpatienten ist es günstig, die Werte immer im selben Labor bestimmen zu lassen. In Zweifelsfällen sollten Sie die jeweiligen Normalwerte beim behandelnden Arzt erfragen.

T3 ist, ähnlich wie die oben erwähnte aufgelöste Kopfschmerztablette, nicht lange haltbar. Die so genannte Halbwertszeit, also die Zeit, in der die Hälfte der Substanz abgebaut und damit unwirksam wird, beträgt für T3 nur 19 Stunden. T4 hat dagegen eine Halbwertszeit von acht Tagen.

Die Hormone, die heute eingenommen werden, können mehrere Wochen wirken. Bei Veränderungen der Medikamentendosierung lohnt sich eine Kontrolle erst nach zwei bis drei Wochen. Die Verhältnisse im Körper sind zudem leider noch komplizierter, so kann sich zum Beispiel je nach Menge des zugeführten Hormons auch noch die Abbaurate ändern.

Normalwerte des T3

Tabelle 31: T3-Normalwerte bei Erwachsenen			
T3:	0,5 – 1,7 ng/ml	oder	1,4 – 2,8 nmol/l
Freies T3:	2,2 – 4,7 ng/l	oder	5,4 – 12,3 pmol/l

Für Kinder und Jugendliche gibt es eigene Tabellen je nach Alter.

Normalwerte des T4

Tabelle 32: T4-Normalwerte bei Erwachsenen

T4:	5,5 – 11,0 μg/dl	oder	77 –142 nmol/l
Freies T4:	0,8 – 1,8 ng/dl	oder	10 – 23 pmol/l

Für Kinder und Jugendliche gibt es eigene Tabellen je nach Alter.
Die Normalwerte können je nach Labor und Bestimmungsmethode Abweichungen zeigen.

TRH

Im Gehirn des Menschen liegen zwei Schaltzentralen für die Steuerung des Hormonstoffwechsels, die Hypophyse und der Hypothalamus. Nach einem vereinfachten Schema kann der Hypothalamus eine Botschaft an die Hypophyse schicken, die lautet „Sorge dafür, dass die Schilddrüse Hormone bildet".
Diese Botschaft wird in Form eines Hormons vermittelt. Dieses Hormon heißt TRH. TRH bedeutet Thyreotropin-releasing-Hormon, es ist das Hormon, das aus der Hypophyse TSH freisetzt. Die Bestimmung des TRH ist praktisch nie erforderlich und wird hier nur der Vollständigkeit halber erwähnt.

TSH

Die Hypophyse erhält durch das TRH die Botschaft „Sorge dafür, dass die Schilddrüse Hormon produziert". Sie schüttet daraufhin ihrerseits ein Hormon in die Blutbahn aus mit folgender Botschaft „Die Schilddrüse wird aufgefordert, T3 und T4 zu bilden". TSH bedeutet Thyreoida-stimulierndes Hormon, also das Hormon, das die Schilddrüse anregt, T3 und T4 zu bilden. TSH wirkt direkt an der Schilddrüse.
Die gesunde Schilddrüse bildet nach Erhalt der Hormonbotschaft und in Anwesenheit von genügend Jod daraufhin T3 und T4.
T3 und T4 erscheinen im Blut und können nun rückwirkend die Bildung von TSH und TRH in Hypophyse und Hypothalamus unterdrücken. Hypophyse und Hypothalamus stellen so fest, dass ihre Botschaft verstanden wurde und vermindern die Produktion von TSH und TRH.

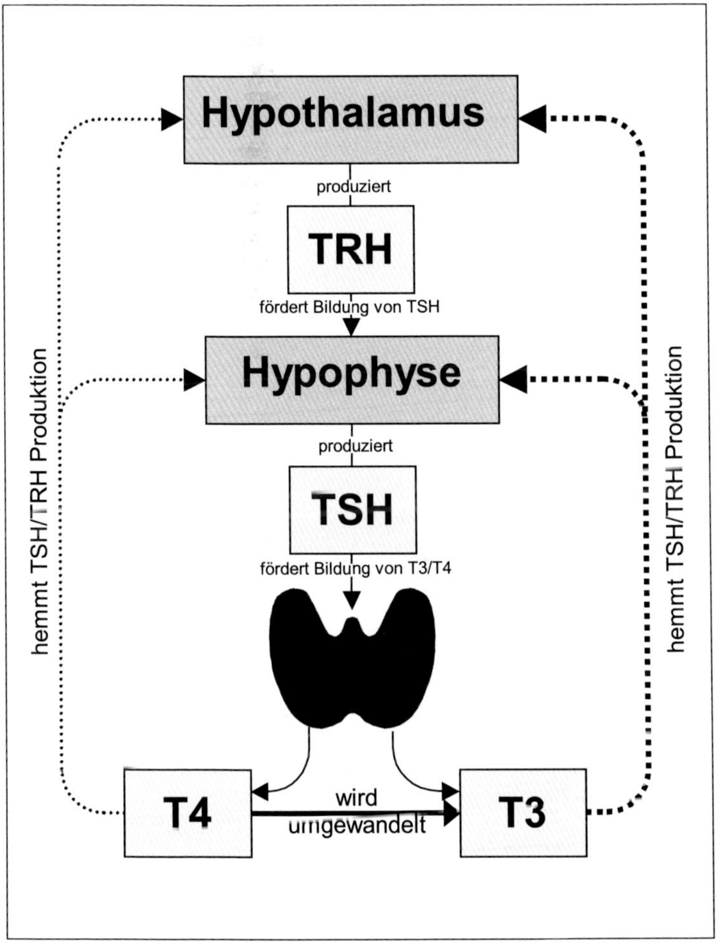

Abbildung 8: Regulation der Schilddrüsenhormon-Bildung

Die Steuerung der T3- und T4-Bildung ist in diesem Schema vereinfacht dargestellt. Die vollständigen Vorgänge an Hypophyse, Hypothalamus und Schilddrüse sind wesentlich komplexer und zum Teil noch nicht ausreichend geklärt. Für das Grundverständnis des Schilddrüsenstoffwechsels ist das Modell jedoch sinnvoll.

Normalwerte des TSH

Die Normalwerte für TSH wurden bisher zwischen 0,3 – 4 mU/l angegeben. Neuere Untersuchungen zeigen, dass der Normbereich enger gefasst werden muss. Werte oberhalb 2,5 weisen bereits auf eine Unterfunktion hin. Die aktualisierten Normwerte liegen zwischen 0,2 und 2,5 mU/l. Die Beurteilung des TSH-Wertes allein erlaubt keine sichere Einschätzung der Stoffwechsellage. Es müssen immer auch FT3, FT4 und die Symptomatik betrachtet werden.

Was bedeuten niedrige TSH Werte?

TSH-Werte unter 0,2 mU/l sind niedrig. Die Schilddrüse bildet zuviel Hormone. Die TSH-Produktion wird deshalb vermindert. Die Botschaft „Die Schilddrüse wird aufgefordert, Hormon zu bilden“ ist nicht angebracht bei zu viel T3 und T4 im Blut.
Beim Morbus Basedow ist das TSH häufig über lange Zeit nicht messbar niedrig. Das liegt an den vorhandenen TSH-Rezeptor-Antikörpern und deren direktem Einfluss auf Hypothalamus und Hypophyse. Niedrige oder nicht messbare TSH-Serumspiegel sind also beim Morbus Basedow normal und akzeptabel, solange FT3 und FT4 im Normbereich liegen.

Was bedeuten zu hohe TSH-Werte?

Bei TSH-Werten über 2,5 mU/l bildet die Schilddrüse zu wenig Hormon. Die TSH-Produktion der Hirnanhangsdrüse wird entsprechend gesteigert. Die Botschaft „Die Schilddrüse wird aufgefordert, Hormon zu bilden“ wird bei zu niedrigen T3- und T4-Werten von der Hypophyse ins Blut vermehrt ausgegeben.

Ausnahmen

In einigen Fällen kommt es zu einer Abweichung des TSH-T3/T4-Verhältnisses. Z. B. kann auch bei normalem T3 und T4 das TSH erniedrigt oder erhöht sein. Diese Werte weisen auf eine sich entwickelnde Schilddrüsenfunktionsstörung hin und sollten im Einzelfall durch einen Endokrinologen geklärt werden. Ein zu hohes TSH bei zu hohem T3 und T4 muss ebenfalls von einem Spezialisten geklärt werden. In diesem Fall müssen sehr seltene Krankheiten ausgeschlossen werden.

Wie oft sollten die Schilddrüsenhormone bestimmt werden?

Wie oft die Hormone bestimmt werden sollten, hängt vom Einzelfall ab. Eine Bestimmung der Hormonwerte ist im akuten Krankheitsstadium alle zwei bis vier Wochen sinnvoll. Kürzere Intervalle sind nicht zu empfehlen, denn die Schilddrüsenwerte ändern sich unter medikamentöser Behandlung nur langsam. Dies gilt für die Behandlung mit schilddrüsenhemmenden Medikamenten, den Thyreostatika, ebenso wie für operierte Patienten, bei denen Schilddrüsenhormon in Tablettenform zugeführt werden muss.

Ausnahme:
Im lebensbedrohlichen Fall der Hormonvergiftung (thyreotoxische Krise) kann eine kurzfristige Kontrolle der Schilddrüsenwerte erforderlich werden, damit die Situation des Erkrankten eingeschätzt werden kann. Die Kontrollen können dann sogar täglich notwendig werden. In diesen Fällen ist eine intensivmedizinische Behandlung im Krankenhaus notwendig.
Wenn die Schilddrüsenwerte nicht im Normalbereich liegen, sollten so lange Kontrollen erfolgen, bis Normalwerte erreicht sind. Die Art und Menge der Medikamente müssen den jeweiligen Werten immer wieder angepasst werden. Kontrollen im Abstand von drei bis sechs Wochen sind ausreichend. Bis zur erfolgreichen Einstellung der Werte in den Normalbereich dauert es meist mehrere Wochen, nicht selten Monate.
Sind Normalwerte der Hormone im Blut erreicht, können die Kontrollabstände vergrößert werden. Bei Wohlbefinden ist jedoch mindestens eine Kontrolle pro Jahr ratsam.
Im höheren Alter zeigen sich Veränderungen der Schilddrüsenwerte gelegentlich nur mit wenigen Symptomen. Arzt und Patient sollten deshalb bei bekannter Schilddrüsenkrankheit und unklaren Beschwerden immer an eine Bestimmung der Schilddrüsenwerte denken.
In lebensverändernden Phasen und bei zusätzlichen Krankheiten müssen die Schilddrüsenwerte kurzfristig kontrolliert werden. Zu den lebensverändernden Phasen gehören Pubertät, Schwangerschaft und Wechseljahre. Die Einnahme von anderen Medikamenten (Anti-Baby-Pille, Antidepressiva), Krankheiten und Gewichtsveränderung können die Schilddrüsenhormone beeinflussen. Zeigen sich die Schilddrüsenwerte in der Schwangerschaft stabil, können die Kontrollintervalle auf sechs bis acht Wochen erhöht werden.

Wichtig:
Im Zweifelsfall ist eine Bestimmung der Schilddrüsenwerte zu viel besser als eine Bestimmung zu wenig. Dieser Grundsatz soll jedoch nicht eine ungenügend begründete Blutentnahme rechtfertigen, sondern die Sensibilität für die weit verbreiteten, aber zu selten erkannten Schilddrüsenkrankheiten erhöhen.

Calcitonin

In den C-Zellen der Schilddrüse wird Calcitonin gebildet. Calcitonin spielt beim Morbus Basedow keine Rolle. Als wichtiger Kontrollwert wird es zur Verlaufsbeobachtung bei bestimmten Formen von Schilddrüsenkrebs (medulläres Karzinom) genutzt. Bei einigen Krankheiten (z. B. schmerzhafter Osteoporose) wird Calcitonin als Medikament gegeben. Der Morbus Basedow gehört nicht zu diesen Krankheiten.

Parathormon

Unmittelbar hinter der Schilddrüse liegen die vier Nebenschilddrüsen. Die Nebenschilddrüsen werden auch Epithelkörperchen genannt. Sie bilden keine Schilddrüsenhormone, sondern das Parathormon. Parathormon ist für die Regulation und Aufnahme von Kalzium in den Körper zuständig. Es steuert den Einbau von Kalzium in die Knochen unter Mithilfe von Vitamin D. Der Kalziumspiegel im Blut ist ebenso wie die Kalziumaufnahme über den Darm und die Kalziumausscheidung über den Urin vom Parathormon abhängig.
Bei Schilddrüsenoperationen wird der Erhalt der Nebenschilddrüsen angestrebt. Werden die Nebenschilddrüsen versehentlich bei einer Operation entfernt oder in ihrer Funktion gestört, kommt es zu einer Unterversorgung des Körpers mit Kalzium.
Die Symptome einer Unterfunktion der Nebenschilddrüsen sind Kribbeln in Händen, Füßen und im Gesicht. Es kann zu bedrohlich wirkenden Krampfzuständen kommen. Die Behandlung besteht in der Gabe von Kalzium (bis zu 3000 mg pro Tag) und Vitamin D. Die Dosierung richtet sich nach der Höhe des Kalziumspiegels im Blutserum. Zusätzlich sollten Phosphat- und Magnesiumspiegel kontrolliert werden.
Die Nebenschilddrüsen können nach einer Operation vorübergehend in ihrer Funktion gestört sein. Eine Behandlung mit Kalzium und Vitamin D ist dann vorübergehend notwendig. Wird nur eine der vier Nebenschilddrüsen entfernt, übernehmen die anderen Nebenschilddrüsen die Hormonproduktion vollständig. Bei Entfernung mehrerer Nebenschilddrüsen ist die Übernahme der Hormonproduktion durch die verbliebenen Nebenschilddrüsen vom Einzelfall abhängig.
Sind alle Nebenschilddrüsen entfernt worden, sollten die Betroffenen einen Notfallausweis bei sich tragen. Lebenslang müssen dann Kalzium und Vitamin D eingenommen werden. Langfristig müssen Kalzium und Phosphatspiegel kontrolliert werden. Eine Überdosierung von Kalzium und Vitamin D sollte vermieden werden.

Normalwerte

Kalzium: im Serum 2,15 bis 2,75 mmol/l,
im 24-Stunden-Urin 4,02 bis 4,99 mmol/l
Phosphat: im Serum 0,84 bis 1,45 mmol/l

Hormonersatz

Wurde die Schilddrüse teilweise oder vollständig entfernt, müssen die Schilddrüsenhormone lebenslänglich ersetzt werden. Der Bedarf an Schilddrüsenhormonen ist von Mensch zu Mensch unterschiedlich.
Ist die Schilddrüse teilweise oder vollständig entfernt, kann die fehlende Menge mit einem reinen T4-Präparat (L-Thyroxin) ersetzt werden. Bei einer Neueinstellung sollte zunächst mit L-Thyroxin (100 bis 150 μg) begonnen werden. Die Dosis kann im weiteren Verlauf angepasst werden, bis eine optimale Dosierung gefunden ist.
Der Ersatz mit einem Kombinationspräparat (T3 + T4) oder mit beiden Einzelsubstanzen, also einem T3-Präparat und einem T4-Präparat kann in bestimmten Fällen sinnvoll sein, wenn dauerhaft Konzentrationsschwierigkeiten, Müdigkeit und eine übermäßige Gewichtszunahme bestehen. Hier sollte immer ein Schilddrüsenspezialist zu Rate gezogen werden.

Für den Hormonersatz stehen verschiedene Präparate zur Verfügung.

Über die Gabe von T3 bestehen unter den Ärzten unterschiedliche Ansichten. Einige halten die Einnahme von T3 für falsch, da der Körper in der Lage sei, T4 selbstständig in T3 umzuwandeln. Die Befürworter von zusätzlichem T3 berufen sich auf die teilweise guten Erfolge bei Müdigkeit, Konzentrationsstörungen und Gewichtszunahme. Über Risiken bei richtig dosierter zusätzlicher T3-Gabe ist nichts bekannt. Die Schilddrüse produziert beim gesunden Menschen sowohl T4 als auch T3 in einem Verhältnis von 10:1. Die Befürworter der T3-Gabe streben eine Dosierung in einem ähnlichen Verhältnis an. Nach neuen wissenschaftlichen Untersuchungen und nach zahlreichen persönlichen Erfahrungen von Betroffenen kann sich die Gabe von T3 günstig auswirken. Die Konzentrationsfähigkeit nimmt bei zusätzlicher T3-Gabe zu. Die von vielen beklagte Müdigkeit und die unverhältnismäßige Gewichtszunahme gehen unter zusätzlicher T3-Gabe häufig zurück. Unter einer Behandlung mit zusätzlichem T3 können vermehrt Herzstolpern oder Kopfschmerzen auftreten.
Bei vollständig oder nahezu vollständig entfernter Schilddrüse gilt die Faustregel, mindestens 2 μg Thyroxin pro kg Körpergewicht zu ersetzen. Für die Zugabe von T3 gibt es keine Faustregel.
Als Anhaltspunkt für die Dosierung von T3 kann gelten, dass die normale Schilddrüse T4 und T3 in einem Verhältnis von 10:1 ausschüttet. In diesem Verhältnis

werden auch die Hormone im Präparat Prothyrid® angeboten. Andererseits kommen einige Betroffene besser mit einem Verhältnis von 10:2 zurecht, wie es z. B. im Präparat Novothyral® erhältlich ist.
Die Variationsbreite des Hormonbedarfs ist erheblich. Die richtige Dosierung ist nicht allein von den Schilddrüsenwerten im Blut abhängig, sondern auch vom Befinden des Betroffenen. Normale Blutwerte sind noch kein Beweis für Gesundheit. Vergleicht man die Blutgefäße mit Autobahnen und die Organe mit Städten, so wäre es auch nicht immer möglich, allein von der Verkehrsdichte auf den Autobahnen direkt auf die Verkehrsdichte in den Städten zu schließen. Die im Blut gemessenen Werte sind ein wichtiger aber indirekter Anhaltspunkt für die Konzentration und Wirksamkeit der Hormone in den einzelnen Organen und Geweben.

Die richtige Dosierung zu finden, braucht Zeit und Geduld.

Manche Menschen ohne Schilddrüse fühlen sich trotz normaler Blutwerte bei Schilddrüsenhormonersatz nicht gut. Ein Versuch, die richtige Hormondosis und das richtige Präparat für den Einzelnen zu finden, sollte immer unternommen werden. Bei der manchmal langwierigen Einstellung sind Geduld und Ausdauer erforderlich. Ob die Einnahme von T4 oder die Einnahme von T3/ T4 besser vertragen wird, kann dabei nur der Betroffene selbst entscheiden. Eine Zusammenarbeit mit dem behandelnden Schilddrüsenarzt ist erforderlich.

Welche Dosis muss ich einnehmen?

Als Anfangsdosierung wird nach der Faustregel die T4-Menge entsprechend 2 µg pro kg Körpergewicht empfohlen. Dies gilt nur für Betroffene, bei denen eine vollständige oder nahezu vollständige Entfernung der Schilddrüse vorgenommen wurde. Beispiel: Bei einem Gewicht von 75 kg werden 150 µg T4 gegeben, entsprechend einer Tablette L-Thyroxin 150.
Hinweis: Schilddrüsenhormone sind in Deutschland üblicherweise in Dosierschritten von 25 µg erhältlich (25, 50, 75, 100, 125, 150 µg). Neu im Handel sind erfreulicherweise Thyroxinpräparate in Zwischendosierung, wie 88 und 112,5 µg. Wenn der Hormonbedarf dazwischen liegt, z. B. bei 137,5 µg, müssen die Tabletten geteilt werden. In den Apotheken sind zu diesem Zweck Tablettenteiler erhältlich (zwischen 3 und 6 Euro), damit keine Probleme durch ungenaues Teilen der Tabletten entstehen.
Bei der Dosierung von T4 können Sie jeden 1. Tag z. B. eine 150-µg-Tablette und jeden 2. Tag eine 125-µg-Tablette einzunehmen. Langfristig ergibt sich hierdurch eine Dosierung von 137,5 µg. Diese Angleichung der Dosis ist allerdings nur für T4 möglich und nicht für T3. T4 bleibt im Blut über Wochen wirksam, während T3 schon nach 19 Stunden zur Hälfte abgebaut ist.

Welche Medikamente gibt es?

Tabelle 33: T4- und T3- sowie Mischpräparate

T4	**Levothyroxinnatrium in μg**	
Berlthyrox®	50, 100, 150	
Eferox®	25, 50, 75, 100, 125, 150, 175	
Euthyrox® Merck	25, 50, 75, 100, 125, 150, 175, 200	
L-Thyroxin® Henning	25, 50, 75, 100, 125, 150, 175, 200	
L-Thyrox® Hexal	25, 50, 75, 88, 100, 112, 125, 150, 175, 200	
L-Thyrox beta®	25, 50, 75, 100, 125, 150, 175, 200	
Lixin® Henning	50	
L-Thyroxin® Henning Tropfen	1 Tropfen enthält 5 μg	
L-Thyroxin® Henning depot	1000 (als langwirksame Tablette)	
Thevier®	50, 100	
L-Thyroxin® ratiopharm	50, 100	
L-Thyroxin® CT	50, 100	
T3	**Trijodthyronin-HCL in μg**	
Thybon® Henning	20, 100	
Trijodthyronin® BC	50	
T4 und T3	**Levothyroxin-natrium in μg**	**Trijodthyronin-natrium in μg**
Novothyral®	100	+ 20
Novothyral75®	75	+ 15
Prothyrid®	100	+ 10
Thyroxin-T3 Henning®	100	+ 20

Alle Präparate sind als Tabletten erhältlich. Die Liste der Medikamente ist nicht vollständig.

Kombinationen von T4 mit Jod sind für Basedow-Kranke nicht sinnvoll, da das Jod die Krankheit fördert. Solche Präparate sind Jodthyrox®, Thyreocomb N® und Thyronajod®.

Natürliche Schilddrüsenhormone

Neben den synthetischen Hormone gibt es auch „natürliche“ Schilddrüsenhormone von Schweinen oder Rindern. Sie enthalten neben Thyroxin auch T3 in unterschiedlicher Dosierung. Ein Präparat mit einer geringen Menge T3 (Thyreogland®) kann in Deutschland auf spezielle Anfrage hergestellt werden. Natürliche Schilddüsenhormone sind unter den Namen Armour thyroid®, Biothyroid®, Nature thyroid®, Thyroid Tablets® und Westhroid® erhältlich und rezeptpflichtig. Sie können über die internationale Apotheke aus Amerika bezogen werden. Da diese Präparate einen hohen Anteil T3 und Jod enthalten, sind sie beim Morbus Basedow eher als problematisch einzustufen. Bei noch vorhandenem Schilddrüsengewebe sind diese Präparate risikoreich und können Schilddrüsenüberfunktionen auslösen.

Wie nehme ich Schilddrüsenhormone ein?

Üblicherweise werden Schilddrüsenhormone morgens mindestens 30 Minuten vor dem Frühstück, also auf nüchternen Magen eingenommen. Eine aktuelle Studie berichtet über gute Erfahrungen mit der abendlichen Hormoneinnahme. Auch Erfahrungen von Patienten zeigen, dass im Einzelfall die teilweise oder vollständige Einnahme der Hormondosis abends zum Wohlbefinden beitragen kann. Bei Neubeginn mit der Einnahme von Schilddrüsenhormonen empfehlen wir allerdings weiterhin die bewährte morgendliche Hormoneinnahme, da diese gut vertragen wird. Weitere Untersuchungen zu diesem Thema werden erwartet.

Woran merke ich, ob die Einstellung der Hormondosierung ausreichend ist?

Die richtige Einstellung der Hormonwerte kann im Blut festgestellt werden. FT3 und FT4 sollten dabei im Normbereich liegen. TSH sollte optimalerweise zwischen 0,2 und 1,0 mU/l liegen. Wie bereits erwähnt, kann der TSH-Wert bei Basedow-Patienten über einen längeren Zeitraum unterdrückt sein. Ist dies der Fall, sollten jedoch die peripheren Schilddrüsenhormone FT3 und FT4 im Normbereich liegen. Wesentlich ist dabei Ihr Befinden. Es sollten weder Überfunktions- noch Unterfunktionssymptome bestehen. Normale Blutwerte allein sind noch kein ausreichender Beweis für eine gute Einstellung des Schilddrüsenstoffwechsels. Die Einstellung ist erst dann gut, wenn die Blutwerte im Normalbereich liegen und es Ihnen gut geht. Die Einstellung der Schilddrüsenhormone benötigt oft viel Zeit. Sie brauchen deshalb sehr viel Geduld. Sind die Blutwerte normalisiert, müssen Sie häufig noch einige Wochen warten, bevor Über- oder Unterfunktionssymptome ganz verschwinden.

Die Wirkung der Hormone ist nicht nur von ihrer Menge im Blut abhängig, sondern unter anderem auch von der Anzahl ihrer Anknüpfungsstellen an den Zielzellen. Je mehr Anknüpfungsstellen an oder in den Zielzellen vorhanden sind, umso stärker die Wirkung. Die Anzahl der Anknüpfungsstellen ist wiederum von verschiedenen Hormonen abhängig. Die Wirkung ist zudem von der Anzahl der Moleküle abhängig, die die Botschaft der Schilddrüsenhormone weiterleiten. Daneben gibt es noch andere Faktoren, die die Wirksamkeit der Hormone beeinflussen können.
Man kann sich die Zielzelle als Kaufhaus vorstellen. Stellen Sie sich vor, ein Kaufhaus möchte an einem Vormittag so viel Umsatz wie möglich machen. Nehmen wir an, vor dem Kaufhaus stehen schon die ersten Kunden (Schilddrüsenhormon). Wenn ich als Kaufhausdirektor nur eine Tür öffne, nur einen Verkäufer und eine Kasse (Enzyme) habe, wird der Umsatz (Hormonwirkung) eher gering sein. Wenn ich aber stattdessen alle 20 Türen öffne und 20 Verkäufer und offene Kassen zur Verfügung stelle, kann ich sehr viel mehr Umsatz machen. Der Umsatz (Hormonwirkung) ist also nicht allein an der Anzahl der wartenden Kunden (Konzentration der Schilddrüsenhormone im Blut) bestimmbar.
Ein zusätzlicher Faktor kann auch die Menge der Antikörper sein. Die genauen wissenschaftlichen Zusammenhänge sind hier noch nicht ausreichend erforscht.
Die Anzahl der Hormonanknüpfungsstellen an der Zielzelle ist auch von der Menge der Schilddrüsenhormone abhängig. Bestand eine Überfunktion und gab es zu viel Schilddrüsenhormon, wurde die Menge der Anknüpfungsstellen daran angepasst. Ist nun die Schilddrüsenhormonmenge normalisiert, muss sich die Zielzelle wiederum erst an die neue Situation anpassen und die Anzahl der Anknüpfungsstellen neu regulieren. Das braucht Zeit. In dieser Zeit können die Blutwerte schon normal sein, aber die Wirkung der Schilddrüsenhormone ist noch nicht normal.

Worauf muss ich achten, wenn ich zusätzliche Medikamente einnehme?

Einige andere Medikamente wie Antidepressiva oder weibliche Hormone können die Schilddrüsenwerte im Blut verändern. Wenn Sie solche Medikamente einnehmen müssen, kann sich der Hormonspiegel im Blut ändern. Eine erneute Anpassung der Hormondosis kann dann manchmal erforderlich werden. Auskunft über mögliche Wechselwirkungen können Sie bei Ihrem Schilddrüsenspezialisten erhalten. Außerdem können Sie im Beipackzettel der verordneten Medikamente Hinweise auf Wechselwirkungen mit Schilddrüsenhormonen finden.

Welche Einstellung ist günstig bei zusätzlicher Augenerkrankung?

Besteht bei Ihnen eine Beteiligung der Augen, eine endokrine Orbitopathie, so sollten Sie besonders darauf achten, dass der TSH-Wert keinesfalls über dem Normbereich liegt. Erhöhte TSH-Werte als Ausdruck einer Schilddrüsenunterfunktion können die Augenkrankheit fördern. Niedrige TSH-Werte haben keinen negativen Einfluss auf die endokrine Orbitopathie, solange die Schilddrüsenhormone (FT3, FT4) im Blut normal sind. Eine Einstellung des TSH-Spiegels im unteren Normbereich zwischen 0,2 und 1,0 mU/l sollte angestrebt werden.

Sexualhormone und Schilddrüsenhormone

H

Bei autoimmunen Erkrankungen der Schilddrüse treten manchmal begleitend auch Störungen der männlichen und weiblichen Sexualhormone auf. Um die Schilddrüsenkrankheit günstig zu beeinflussen und das Entstehen von Folgekrankheiten zu vermeiden, sollte auch auf Veränderungen der Sexualhormone geachtet werden.

Weibliche Hormone und Schilddrüsenhormone

Die Eierstöcke produzieren weibliche Hormone: Östrogene und Progesteron. Wie die Schilddrüse sind die Eierstöcke von übergeordneten Schaltstellen im Gehirn abhängig. Diese Schaltstellen sind vergleichbar mit den Schaltstellen der

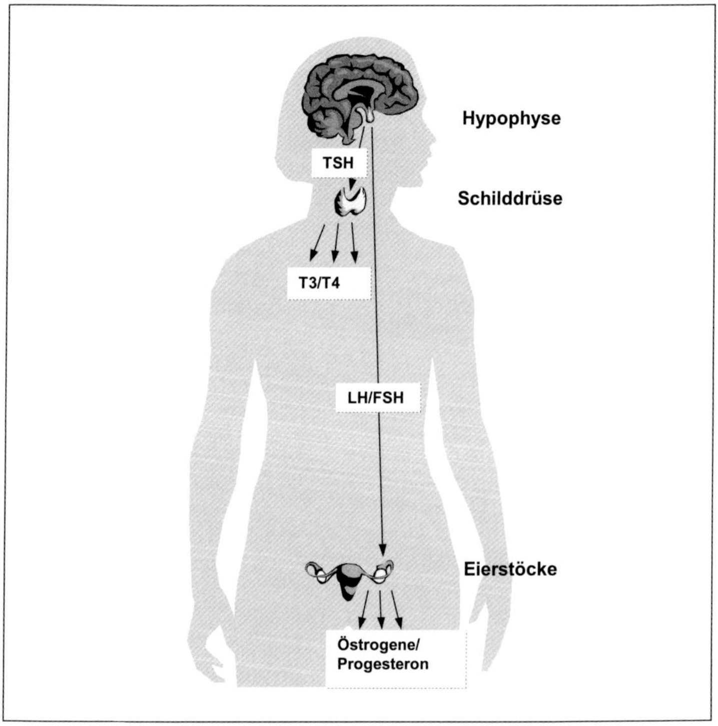

Abbildung 9: Regulation der Hormonbildung von Schilddrüse und Eierstöcken

Schilddrüse. Die Eierstöcke werden ebenso wie die Schilddrüse vom Hypothalamus und von der Hypophyse gesteuert. Über die Produktion der Hormone LH und FSH regt die Hypophyse die Eierstöcke zur Bildung der weiblichen Hormone an. Bestehen über längere Zeit Fehlregulationen in der Achse Hypothalamus – Hypophyse – Schilddrüse, so kommt es häufig auch zu Fehlregulationen der Achse Hypothalamus – Hypophyse – Eierstöcke. Selten können sich diese Störungen verselbstständigen, sodass nach Wiederherstellung einer normalen Stoffwechsellage der Schilddrüse die Eierstöcke nicht zu ihrer normalen Funktion zurückkehren.
Selten kann bei Autoimmunkrankheiten der Schilddrüse zusätzlich eine Autoimmunkrankheit der Eierstöcke vorhanden sein. Es werden dann Antikörper gegen die Eierstöcke gebildet. Die Behandlung besteht im Hormonersatz von Östrogenen und Gestagenen. Die Therapie bei bestehendem Kinderwunsch ist schwierig und muss von einem Spezialisten vorgenommen werden.
Hormonstörungen betreffen meist das Gleichgewicht der weiblichen Hormone. Der normale Zyklus der Frau bis zu den Wechseljahren findet in einem etwa 28 Tage dauernden Rhythmus statt. Die einzelnen weiblichen Hormone haben dabei in Abhängigkeit vom Zyklustag unterschiedliche Konzentrationen. Besteht der Verdacht auf eine Störung der weiblichen Hormone, so sollten folgende Hormone durch den Frauenarzt bestimmt werden:

Tabelle 34: Sexualhormone
Östradiol
Progesteron
Prolaktin
Testosteron
DHEAS

Wie äußern sich Störungen der weiblichen Hormone?

Störungen der weiblichen Hormone äußern sich überwiegend, aber nicht ausschließlich, in Störungen der Regelblutung. Neben verlängerten Zyklen können auch verkürzte Zyklen auftreten. Es kann zu Zwischenblutungen oder Dauerblutungen kommen. Auch das völlige Ausbleiben der Regelblutung ist möglich. Andererseits sind regelmäßige Periodenblutungen kein Beweis für einen normalen weiblichen Hormonstoffwechsel.
Brustspannungen oder Brustschmerzen können auf hormonelle Probleme hinweisen.

Behandlungsbedürftige Störungen können also auch bei regelmäßigen Blutungen bestehen. Wenn durch einen Mangel an Progesteron kein Eisprung in der Zyklusmitte stattfindet, können unter überwiegendem Östrogeneinfluss trotzdem zyklische Blutungen auftreten. Diese Störung kann anhand einer Temperaturkurve identifiziert werden, bei der der übliche Temperaturanstieg in der Zyklusmitte ausbleibt. Genauere Informationen zum Führen einer Temperaturkurve erhalten Sie bei Ihrem Frauenarzt. Das Überwiegen des Östrogeneinflusses bei Progesteronmangel kann unbehandelt Ursache eines unerfüllten Kinderwunsches sein.

Gelegentlich findet sich eine Erhöhung des Prolaktins und der Androgene. Prolaktin ist ein Hormon, das unter anderem die Milchbildung anregt, aber auch bei nicht stillenden Frauen normalerweise im Körper vorhanden ist. Androgene sind männliche Hormone, die auch bei der gesunden Frau normalerweise vorhanden sind.

Sind die Androgene erhöht, kann dies Ausdruck eines so genannten PCO-Syndroms sein, das durch Übergewicht, männlichen Behaarungstyp, Zyklusstörungen und Akne gekennzeichnet ist. Das PCO-Syndrom erfordert eine besondere Behandlung und gehört in die Hände eines endokrinologisch erfahrenen Arztes. Eine enge Zusammenarbeit von Endokrinologen und Frauenärzten ist erforderlich.

Verminderungen von Östrogen und Progesteron können Beschwerden verursachen, die typischerweise erst in den Wechseljahren auftreten. Hierzu gehören Gelenkschmerzen, Hitzewallungen, trockene Haut, Schlafstörungen, Herzrhythmusstörungen und Knochenbrüchigkeit (Osteoporose).

Ist eine Behandlung notwendig?

Bestehen Beschwerden und weichen die Hormone von den Normalwerten ab, ist in jedem Fall eine Behandlung notwendig. Langfristig können Hormonstörungen zu einer verminderten hormonellen Ansprechbarkeit führen, die bei Kinderwunsch Schwierigkeiten verursacht. Der unregelmäßige Hormoneinfluss wirkt sich negativ auf die weiblichen Organe, auf Gelenke, Haut, Herz-Kreislauf-System und Knochen aus.

Lange bestehende Hormonstörungen können sogar das Risiko für eine Krebserkrankung von Gebärmutter und Eierstöcken erhöhen.

Bei Vorliegen von Schilddrüsenfunktionsstörungen kann die Regulierung der Schilddrüsenwerte auch zu einer Normalisierung der Zyklusstörungen beitragen. Dies kann jedoch Wochen bis Monate in Anspruch nehmen.

Die durch Störungen im weiblichen Hormonhaushalt verursachten Beschwerden lassen sich oft nur schwer von den Beschwerden durch die Schilddrüsenerkrankung trennen. Um in diesen Fällen Sicherheit zu bekommen, ist eine Bestimmung der weiblichen Hormone im Blut notwendig.

Jede Frau mit einer Autoimmunerkrankung der Schilddrüse sollte bei Verdacht auf eine Störung der weiblichen Hormone eine Bestimmung der Hormone sowie eine Ultraschalluntersuchung von Eierstöcken und Gebärmutter durch ihren Frauenarzt durchführen lassen.

Störungen der weiblichen Hormone müssen behandelt werden.

Die Behandlung ist in den verschiedenen Lebensabschnitten und Lebenssituationen der Frau unterschiedlich. Ziel der Behandlung ist der Ausgleich nicht ausreichend verfügbarer Hormone.
Zur Zeit existieren keine offiziellen ärztlichen Richtlinien für die Behandlung von Frauen mit Morbus Basedow und Problemen des weiblichen Hormonhaushaltes.
Als Zukunftsperspektive wären längerfristige Untersuchungen und Verlaufsbeobachtungen bei Frauen mit Morbus Basedow und anderen Autoimmunkrankheiten der Schilddrüse wünschenswert.

Welche Behandlung ist erforderlich, wenn kein Kinderwunsch besteht?

Bei Frauen zwischen Pubertät und Wechseljahren können durch einen Morbus Basedow ein Ungleichgewicht und eine Verminderung der weiblichen Hormone hervorgerufen werden. Eine jeweils genau angepasste Ergänzung der fehlenden Hormone ist zur Zeit nicht möglich. Um eine ausreichende und gleichmäßige Hormonwirkung zu erzielen, müssen dem Körper Östradiol und ein Gestagen zugeführt werden.
Hypothalamus und Hypophyse, die Schaltzentralen für die Hormonbildung, können den Hormongehalt im Blut feststellen. Bei einer ausreichenden, von außen zugeführten Menge von Östradiol und Gestagen müssen dann die Eierstöcke selber keine Hormone mehr bilden. Die Fehlfunktion der Eierstöcke wird also durch den medikamentösen Ersatz ausgeglichen.
Auch wenn kein Kinderwunsch besteht, muss eine Störung des weiblichen Hormonhaushaltes behandelt werden. Die Behandlung kann in diesen Fällen mit einer Östrogen-Gestagen-Kombination erfolgen. Wenn keine Verhütung erwünscht ist, kann eine Östrogen-Gestagen-Kombination aus dem Bereich der Wechseljahres-Präparate gewählt werden. Wenn die eigene Östrogenproduktion ausreichend ist, sollte bei fehlendem oder zu niedrigem Progesteronspiegel Progesteron als Tablette oder Gel zugeführt werden.

Welche Behandlung ist erforderlich, wenn Kinderwunsch besteht?

Das Ziel der Behandlung ist die Wiederherstellung normaler Hormonverhältnisse an Schilddrüse und Eierstöcken. Solange der Morbus Basedow und eine en-

dokrine Orbitopathie aktiv sind, sollten keine medikamentösen Versuche zur Auslösung des Eisprungs unternommen werden.
Bei unerfülltem Kinderwunsch trotz normalisierter Hormonlage kann eine gezielte hormonelle Auslösung des Eisprunges versucht werden. Die Behandlung sollte nur durch erfahrene gynäkologische Endokrinologen in spezialisierten Zentren erfolgen. Zu Nebenwirkungen der Behandlung und zur Rückfallwahrscheinlichkeit des Morbus Basedow durch eine hormonelle Sterilitätsbehandlung liegen bisher keine statistischen Zahlen oder Erfahrungen vor.
Notwendige Voraussetzungen für eine unproblematische Schwangerschaft sind normale Schilddrüsenwerte. Die TRAK-Antikörperspiegel sollten günstigstenfalls im Normalbereich liegen, zumindest aber nicht stark erhöht sein.

Wie lange sollte eine Behandlung durchgeführt werden?

Die Behandlung mit weiblichen Hormonen sollte mindestens bis zur Wiederherstellung einer normalen Schilddrüsenstoffwechsellage fortgeführt werden. Bei ausgeprägten Störungen des weiblichen Hormonhaushaltes sollte die Therapie bis zu einem möglichen Kinderwunsch fortgesetzt werden.
Sie sollten jede unnötige Veränderung des Hormonhaushaltes vermeiden, da dadurch ein Krankheitsrückfall verursacht werden kann. Bei Bedarf kann die Therapie bis zu den Wechseljahren fortgeführt werden. In den Wechseljahren ist eine hormonelle Behandlung ebenfalls sinnvoll.

Welche Behandlung ist in den Wechseljahren erforderlich?

In den Wechseljahren treten auch bei schilddrüsengesunden Frauen zahlreiche Veränderungen durch die abnehmenden Konzentrationen der weiblichen Hormone und der Bindungseiweiße im Blut auf. Viele Frauen in Deutschland ergänzen die weiblichen Hormone nach Erschöpfung der eigenen Produktion in den Eierstöcken durch Wechseljahreshormonpräparate. Es ist bekannt, dass Autoimmunkrankheiten in Phasen der hormonellen Umstellung häufiger beginnen. Auch der Morbus Basedow tritt häufig mit Beginn der Wechseljahre auf. Bei Vorliegen einer Autoimmunkrankheit der Schilddrüse ist der Ersatz der weiblichen Hormone zur Unterdrückung der Krankheitsaktivität oft sinnvoll. Beschwerden im Bereich von Gelenken und Muskeln können sich unter der Hormonersatztherapie spürbar bessern oder verschwinden. Die Gefahr der Knochenentkalkung, der Osteoporose, wird durch die Hormoneinnahme herabgesetzt.
Das bei Morbus Basedow „angeschlagene" Gleichgewicht der Hormone kommt durch Fehlen der weiblichen Hormone zusätzlich in Gefahr. Vor allem die günstige Wirkung des Progesterons ist bei Autoimmunkrankheiten der Schilddrüse hervorzuheben. Progesteron unterdrückt übermäßige Immunreaktionen. Proge-

steron kann deshalb auch bei Frauen ohne Gebärmutter, bei denen bislang häufig nur Östrogene ersetzt werden, nutzbringend eingesetzt werden. Risiken und Nutzen der Hormonersatztherapie sollen individuell in einem Beratungsgespräch mit ihrem Arzt abgewogen werden. Nach neueren Untersuchungen ist der Ersatz weiblicher Hormone über die Haut als Pflaster und Gel empfehlenswert. Bei diesem so genannten transdermalen Hormonersatz sind geringere Hormonmengen erforderlich als beim Hormonersatz durch Tabletten und die Leber wird nicht unnötig belastet. Wird mit dem Ersatz der weiblichen Hormone begonnen, so sollten Sie deren Wirksamkeit erst nach einer Einnahmezeit von 2 – 3 Monaten beurteilen. Wie auch bei Veränderungen der Schilddrüsenhormone braucht der Körper mehrere Wochen, bis er sich auf ein neues Hormongleichgewicht eingestellt hat.

Männliche Hormone und Schilddrüsenhormone

Die Bildung männlicher Hormone wird entsprechend zu den weiblichen Hormonen von den übergeordneten Schaltzentralen Hypothalamus und Hypophyse gesteuert. Die männliche Hormone werden in den Hoden und in den Nebennieren gebildet. (Auch bei der gesunden Frau findet eine Produktion von männlichen Hormonen in den Nebennieren statt.)

Auch die männlichen Hormone können beim Morbus Basedow ungünstig beeinflusst werden.

Störungen des Schilddrüsenstoffwechsels können zu Störungen der Produktion der männlichen Hormone führen. Männer mit Morbus Basedow sollten deshalb bei unklaren Beschwerden auch ihre männlichen Hormone (Testosteron, DHEAS, SHBG) bestimmen lassen. Zu niedrige Hormonspiegel sollten durch Zufuhr von männlichen Hormonen ausgeglichen werden. Hier bieten sich Hormonpflaster oder Hormongel an, bei denen das Hormon direkt durch die Haut aufgenommen wird. Bei der Aufnahme durch die Haut wird der Weg über den Magen und die Leber vermieden. Bei der Aufnahme als Tablette müssen teilweise erheblich höhere Dosierungen eingenommen werden, damit nach der Verstoffwechselung durch die Leber ausreichende Hormonspiegel im Blut erreicht werden.
Männliche Hormone haben einen günstigen dämpfenden Einfluss auf zahlreiche Autoimmunkrankheiten. Der Einsatz von männlichen Hormonen oder deren Vorstufe DHEA wird zur Zeit in klinischen Studien untersucht. Hier zeichnet sich eventuell eine weitere Möglichkeit zur Beeinflussung der gestörten Immunbalance bei Männern und Frauen mit Morbus Basedow ab.

Morbus Basedow und Schwangerschaft

I

Eine Schwangerschaft hat oft einen günstigen Einfluss auf die Krankheit. Dies wusste bereits Carl Adolph von Basedow, als er vor über 150 Jahren eine Basedow-Patientin beschrieb, die 16 Jahre lang keinen Krankheitsrückfall erlitt, in dieser Zeit jedoch 18 Male schwanger war. Auch die Erfahrungen vieler Betroffener zeigen, dass sich die Beschwerden des Morbus Basedow in der Schwangerschaft meist deutlich bessern. So berichtete mir eine Patientin, dass ihre Augen, die stark hervorgetreten waren, sich in den Schwangerschaften jeweils vollständig normalisiert hätten.

Die Chancen für eine normale Schwangerschaft und ein gesundes Kind sind gut.

Wenn bei Ihnen die Schilddrüsenhormone und Antikörper im Normbereich liegen, sind die Aussichten auf eine normale Schwangerschaft und Entbindung günstig und entsprechen nahezu denen nicht erkrankter Frauen. Die nachfolgende Aufzählung der Risiken soll Sie nicht beunruhigen, sondern eine realistische Planung unterstützen.

Was muss ich beachten, wenn ich eine Schwangerschaft plane?

Die Schilddrüsenwerte (FT3, FT4, TSH) sollten im Normalbereich liegen. Zu hohe oder zu niedrige Werte stören den weiblichen Zyklus und damit das Heranreifen einer Eizelle. Die Chancen, schwanger zu werden, steigen, wenn die Schilddrüsenwerte optimal eingestellt sind.

Die Normalisierung der Schilddrüsenwerte unter Einnahme von schilddrüsenhemmenden Medikamenten, nach Operation oder Radiojodbehandlung kann sehr lange dauern (drei bis 12 Monate). Berechnen Sie deshalb genügend Zeit mit ein, wenn Sie nach einer Radiojodtherapie oder Operation eine Schwangerschaft planen.

Bei Zyklusstörungen hat es sich als sinnvoll erwiesen, vorübergehend weibliche Hormone zu geben. Bis zur Normalisierung der Schilddrüsenwerte sollten dann Hormonpräparate gegeben werden, um möglichen Fehlregulierungen im weiblichen Zyklus vorzubeugen. Die Ausgangsbasis für einen regelmäßigen Eisprung ist durch eine entsprechende Behandlung günstiger.

Auch wenn kein aktueller Kinderwunsch besteht, sollten bestehende Zyklusstörungen behandelt werden. Hormonelle Unregelmäßigkeiten können sonst langfristig Probleme verursachen, die eine spätere Familienplanung erschweren.

Über Jahre bestehende Zyklusstörungen können im schlimmsten Fall auch das Risiko für Eierstockkrebs und Gebärmutterkrebs erhöhen. Eine Beratung durch den Frauenarzt und einen Endokrinologen ist deshalb notwendig.

Ihre TSH-Rezeptor-Antikörperspiegel sollten im Normbereich liegen, zumindest aber nicht stark erhöht sein. Diese Antikörper können auf das ungeborene Kind übertragen werden und bei ihm eine Schilddrüsenüberfunktion auslösen.

Auch bei erhöhten Antikörperspiegeln verlaufen die meisten Schwangerschaften jedoch unproblematisch. Es kommt offenbar nicht immer zu einer Übertragung der Antikörper auf das ungeborene Kind. Bei Frauen mit Morbus Basedow und sehr hohen Antikörperspiegeln ist es eher von Vorteil, die Schilddrüse vor einer Schwangerschaft operativ entfernen zu lassen. Meist fallen danach die Antikörper im Laufe eines Jahres in den Normbereich ab. Eine einheitliche ärztliche Empfehlung gibt es nicht.

Nach Radiojodbehandlung sollten Sie sechs Monate mit einer Schwangerschaft warten, um das sehr geringe Risiko von eventuellen Fehlbildungen für das geplante Kind weiter zu minimieren.

Die Einnahme schilddrüsenhemmender Medikamente in niedriger Dosierung kann beibehalten werden. Das ungeborene Kind wird durch normale Dosierungen von schilddrüsenhemmenden Medikamenten nicht beeinträchtigt. Schwangere Basedow-Patientinnen gehören immer in die Betreuung eines erfahrenen Endokrinologen.

Welche Blutwerte sind in der Schwangerschaft wichtig?

T3, T4, TSH

Die mütterlichen Schilddrüsenwerte sollten regelmäßig im Verlauf der Schwangerschaft bestimmt werden. Bei Abweichungen vom Normalwert können alle zwei Wochen Kontrollen erforderlich sein.

Bei Frauen nach Operation oder Radiojodbehandlung, die Schilddrüsenhormone einnehmen müssen, steigt der Bedarf an Hormonen in der Schwangerschaft um 30 – 50%. Hier muss schrittweise die Schilddrüsenhormondosis erhöht werden, sodass der TSH-Spiegel im Normalbereich verbleibt.

Antikörper

Die TSH-Rezeptorantikörper-Spiegel sollten vor Beginn der Schwangerschaft bestimmt werden. Im Verlauf der Schwangerschaft sollte mindestens eine Kontrolle, etwa in der 22. – 26. SSW, veranlasst werden. Bei einem Anstieg der Antikörper sind weitere Kontrollen erforderlich. Das Kind sollte dann engmaschig durch Ultraschalluntersuchungen und Herztonaufzeichnung überwacht werden, denn es kann sich durch übertragene TSH-Rezeptorantikörper eine Überfunktion und Gedeihstörung entwickeln.

Wie wirkt sich die Krankheit auf das Kind aus?

Eine anhaltende mütterliche Schilddrüsenunterfunktion führt zu verminderter Intelligenz und Entwicklungsstörungen des Kindes, die im weiteren Leben kaum ausgeglichen werden können. Bei mütterlicher Überfunktion kann es zu Fehlbildungen, Fehlgeburten und schwerer Gedeihstörung kommen.
Bei hohen TSH-Rezeptor-Antikörperspiegeln können die Antikörper auf das Kind übertragen werden. Es entwickelt dann eine Schilddrüsenüberfunktion. Die TPO-Antikörper können ebenfalls übertragen werden, verursachen aber nach bisherigen Erkenntnissen keine kindlichen Fehlbildungen oder Störungen.
Wird ein Kind mit Basedow-Symptomen geboren, die auf von der Mutter übertragenen TSH-Rezeptor-Antikörpern beruhen, so klingen die Symptome mit der Zeit (Wochen bis Monate) ab, sobald die mütterlichen Antikörper im Körper des Neugeborenen abgebaut sind.

Verschlechterung während der Schwangerschaft?

Der Morbus Basedow kann während einer Schwangerschaft erstmalig auftreten. Ein bestehender Morbus Basedow kann sich selten in der Schwangerschaft verschlimmern. In ausgeprägten Fällen ist dann die operative Entfernung der Schilddrüse in der Schwangerschaft ab der 12. Schwangerschaftswoche notwendig und möglich. Der Verlauf der Erkrankung in der Schwangerschaft ist nicht vorherzusehen. In den meisten Fällen kommt es jedoch nicht zu größeren Problemen, sondern im Gegenteil zu einer Besserung der Symptomatik. Grund dafür ist die starke Abnahme der Immunabwehr während einer Schwangerschaft.

Welche Medikamente darf ich in der Schwangerschaft einnehmen?

Schilddrüsenhormone

Präparate: Levothyroxin T4, Trijodthyronin T3
Die Einnahme von Schilddrüsenhormonen in erforderlicher Dosierung zum Ausgleich einer Unterfunktion der Mutter ist für das noch nicht geborene Kind ungefährlich. Schilddrüsenhormone werden nur in minimaler Menge über den Mutterkuchen auf das Kind übertragen. Eine optimale Schilddrüsenfunktion ist die beste Voraussetzung für die normale Entwicklung des heranwachsenden Kindes

Schilddrüsenhemmende Medikamente

Präparate: Thiamazol, Carbimazol, Propylthiouracil
Die Einnahme schilddrüsenhemmender Medikamente in niedriger Dosierung gilt heute als unschädlich für das noch nicht geborene Kind. Bei hohen Dosierungen kann zur Zeit keine eindeutige Aussage getroffen werden. Hier könnte eine Unterfunktion beim heranwachsenden Kind auftreten. Außerdem wird diskutiert, ob durch die Medikamente eine so genannte Aplasia cutis congenita, eine sehr seltene Erkrankung, bei der es zu angeborenen Hautdefekten kommt, ausgelöst werden kann. Grundsätzlich sollte die niedrigste Dosierung angestrebt werden, die eine Überfunktion der Schilddrüse unterdrücken kann.

Jod

Präparate: Kaliumjodid, Natriumjodid
Beim Morbus Basedow ist die Einnahme von Jod gefährlich, da sie ein Wiederauftreten der Krankheit fördert. Jod kann beim Morbus Basedow eine Überfunktion der mütterlichen Schilddrüse hervorrufen.
Bei komplett entfernter Schilddrüse ist eine erneute Überfunktion durch Jodzufuhr nicht zu befürchten.
Liegt eine behandlungsbedürftige Schilddrüsenüberfunktion vor, muss auf Jod verzichtet werden.

Ist die Krankheit erblich?

Es kann sein, dass Sie die Krankheitsanlage an das Kind vererben. Das Kind kann, wird aber wahrscheinlich nicht erkranken. Es kann die Krankheitsanlage besitzen oder nicht besitzen. Eine vorgeburtliche Untersuchung auf die Krankheitsanlage ist bislang nicht möglich.
Bei Frauen mit mehreren Autoimmunerkrankungen scheint das Risiko für eine Vererbung der Krankheitsanlage etwas höher zu liegen. Bei Männern mit Morbus Basedow ist das Risiko, die Krankheitsanlage zu vererben, offenbar etwas größer als bei betroffenen Frauen.

Morbus Basedow und Zyklusstörungen der Frau

Die gestörte Schilddrüsenfunktion führt häufig zu einer Störung der weiblichen Hormone. Eine Überfunktion kann ebenso wie eine Unterfunktion Blutungsstörungen (von übermäßigen Blutungen bis hin zum Ausbleiben der Regelblutung) verursachen. Nach ausreichender Therapie der Schilddrüsenerkrankung normalisieren sich die weiblichen Hormone und somit der weibliche Zyklus.

Oft dauert es bis zur optimalen Einstellung der Schilddrüsenwerte einige Monate. In dieser Zeit kann bei Problemen der weibliche Hormonhaushalt medikamentös unterstützt werden. Störungen im Bereich der weiblichen Hormone können langfristige Probleme bei späterem Kinderwunsch verursachen, wenn nicht behandelt wird.
Auch bei Frauen mit abgeschlossener Familienplanung ist eine Normalisierung der weiblichen Hormone unverzichtbar. Fehlregulationen des weiblichen Zyklus können Störungen von Haut, Haaren, Gelenken und Knochen verursachen. Langfristig kann das Risiko für Krebserkrankungen von Gebärmutter und Eierstöcken erhöht werden.
Die komplexen hormonellen Vorgänge sind vielen Ärzten nicht bekannt. Bei Blutungsstörungen sollte ein endokrinologisch erfahrener Frauenarzt oder ein Endokrinologe aufgesucht werden.
Über eine Bestimmung von Östradiol, Progesteron, Testosteron, DHEAS und Prolaktin kann eine Störung der weiblichen Hormone aufgedeckt werden.

Augenerkrankung

J

Im Rahmen eines Morbus Basedow tritt bei vielen Erkrankten eine besondere Augenerkrankung auf, die endokrine Orbitopathie (abgekürzt: EO). Leichte und schwere Verlaufsformen sind bekannt. Neben den körperlichen Beeinträchtigungen durch die Symptome der endokrinen Orbitopathie müssen sich die Betroffenen oft auch mit einer Veränderung ihres Aussehens und der Reaktion von Mitmenschen auseinandersetzen.

Die Augenerkrankung bei Morbus Basedow wird als „endokrine Orbitopathie" bezeichnet.

Die endokrine Orbitopathie tritt in nahezu allen Fällen in Verbindung mit einer autoimmunen Schilddrüsenerkrankung auf. Sie kann der Schilddrüsenerkrankung vorausgehen, gleichzeitig auftreten oder – der häufigste Fall – mit zeitlicher Verzögerung (Monate bis Jahre) folgen. Sehr selten ist das Auftreten einer endokrinen Orbitopathie ohne fassbare Schilddrüsenerkrankung.

Die endokrine Orbitopathie betrifft meist beide Augen („beidseitige EO"), allerdings oft in unterschiedlich starker Ausprägung.

Auch bei noch normaler Schilddrüsenfunktion kann eine endokrine Orbitopathie auftreten. Häufig folgt dann in zeitlichem Abstand bald auch die Erkrankung der Schilddrüse.

Männer in höherem Lebensalter erkranken seltener aber oft schwerer an endokriner Orbitopathie als Frauen.

Wie viele Basedow-Kranke entwickeln eine endokrine Orbitopathie?

Leider ist das nicht sicher geklärt. In einigen Untersuchungen werden Angaben von über 85% gemacht. Die Ausprägung der Symptome kann dabei sehr unterschiedlich sein. Eine leichte endokrine Orbitopathie findet sich beim Morbus Basedow fast immer. Eine endokrine Orbitopathie muss aber nicht immer durch hervortretende Augen sichtbar sein.

Bei genauer Untersuchung kann bei fast allen Basedow-Patienten eine endokrine Orbitopathie festgestellt werden.

Auch nach Behandlung der Schilddrüsenkrankheit kann es bei einem Teil der Erkrankten innerhalb von zwei Jahren zu einer Aktivierung der Augenerkrankung kommen. Regelmäßige Kontrollen beim Augenarzt sind deshalb alle drei bis sechs Monate notwendig, selbst wenn sonst keine Beschwerden bestehen. Beim Auftreten von Symptomen kann der Arzt dann frühzeitig mit einer Behandlung beginnen oder zum Spezialisten überweisen.

Welche Beschwerden können auftreten?

Tabelle 35: Symptome der Augenerkrankung

Tränende Augen, Augenbrennen, Lichtempfindlichkeit, verschwommenes Sehen
Fremdkörpergefühl in den Augen, Druckgefühl hinter dem Auge
Geschwollene Augenlider, hochgezogenes Augenlid, seltener Lidschlag
Trockene Augen, Rötung der Augen, Hornhautentzündungen, Bindehautentzündungen
Hervortretende Augen (Exophthalmus), ungenügender Lidschluss
Kopfschmerzen, Doppelbilder, Augenmuskelprobleme, Sehstörungen
Selten: schwere Beeinträchtigung des Sehvermögens durch Schädigung des Sehnervs

Die Schwellung der Augenlider lässt im Laufe des Tages oft etwas nach.

Die meisten Betroffenen empfinden ihre Augenbeschwerden morgens stärker als abends. Auch die Schwellung der Lider ist morgens stärker ausgeprägt als abends. Es gibt verschiedene medizinische Einteilungen für den Schweregrad der Orbitopathie. Da unterschiedliche Symptome gleichzeitig vorliegen können, ist eine Einordnung in die jeweiligen Kategorien nicht immer eindeutig möglich.
Eine in Deutschland verbreitete Einteilung ist die Beurteilung der Augenerkrankung nach der LEMO-Klassifikation. Sie beschreibt die Veränderungen in vier Bereichen.

Tabelle 36: LEMO-Klassifikation

L	Lidveränderungen
E	Exophthalmus (Hervortreten der Augen)
M	Muskelveränderungen
O	Optikusbeteiligung (Beteiligung des Sehnervs)

Je nach Ausprägungsgrad können jeder Gruppe (L, E, M, O) Zahlen von 0 bis 4 zugeordnet werden. „0“ steht dabei für fehlende Veränderungen, „4“ steht für ausgeprägte Veränderungen.
Zwei Extreme der endokrinen Orbitopathie werden unterschieden: die geschwollenen und verdickten Augenmuskeln und die Schwellung des Fettgewebes. Die eine Form verursacht eher ein Hervortreten der Augen (Exophthalmus), die andere Form führt zu einer Schwellung des Gewebes um die Augen herum (Augenlider). Verschiedene Ausprägungen der endokrinen Orbitopathie entstehen je nach überwiegendem Anteil und Kombination der beiden Formen.

Welche Untersuchungen sollte der Augenarzt durchführen?

Bei einer möglichen Augenbeteiligung sollten Sie einen in Diagnostik und Therapie der endokrinen Orbitopathie erfahrenen Augenarzt aufsuchen. Solche Spezialisten sind rar und schwer zu finden.
Notwendige Untersuchungen sind die Bestimmung der Lidspaltenweite, die Prüfung des Lidschlusses und die Untersuchung der Lider auf mögliche Lidschwellungen. Das Hervortreten der Augen muss ebenfalls untersucht werden. Der Grad des Hervortretens wird durch eine einfache Messung mit einem Exophthalmometer nach Hertel festgestellt. Dabei sind alle Werte oberhalb von 20 mm oder Seitendifferenzen von mehr als 2 mm auffällig. Der einzelne Wert ist dabei nicht allein entscheidend. Wesentlich ist dagegen eine Veränderung der Werte. Zusätzlich sollte eine Untersuchung der Sehschärfe, des Gesichtsfeldes, der Netzhaut und des Sehnervs, des Augeninnendruckes und der Beweglichkeit der Augenmuskeln erfolgen. Eine Untersuchung des Augenhintergrundes sollte ebenfalls durchgeführt werden.
Sinnvoll zur Beurteilung der Krankheitsaktivität der endokrinen Orbitopathie ist in bestimmten Situationen die Kernspintomographie. Durch diese Untersuchung kann zusätzlich eine genaue Bestimmung der Augenmuskeldicke und des Binde- und Fettgewebes vorgenommen werden. Die dabei bestimmte so genannte T2-Relaxationszeit kann zur Einschätzung der Krankheitsaktivität durch die Kernspinuntersuchung genutzt werden.

Die Kernspintomographie gibt Aufschluss über die Aktivität der endokrinen Orbitopathie.

Die Ultraschalluntersuchung der Augenmuskulatur durch einen erfahrenen Augenarzt kann ohne Belastung oder Nebenwirkungen für Sie Hinweise auf eine endokrine Orbitopathie und deren Verlauf erbringen.

Welche Ursachen hat die endokrine Orbitopathie?

Antikörper und bestimmte Immunzellen, die gegen Schilddrüsenzellen gerichtet sind, finden auch in den Augenhöhlen Ankopplungsstellen. Sie lösen dort, wie in der Schilddrüse, eine Reihe von entzündungsfördernden Prozessen aus, die letztlich das Gewebe schädigen.
Abbildung 10 zeigt die Augenhöhle (Orbita) beim gesunden Menschen.

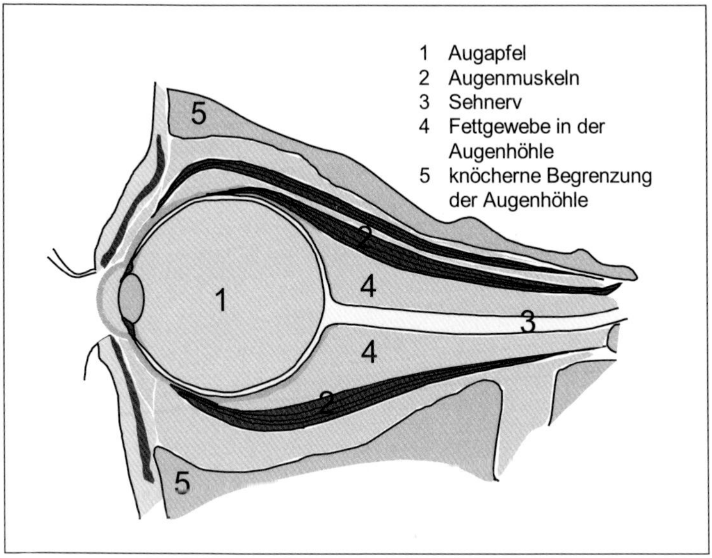

Abbildung 10: Normale Lage des Auges in der Augenhöhle

Als Folge des Entzündungsprozesses in den Augenhöhlen nehmen Muskeln, Fettgewebe und Bindegewebe an Volumen zu. In der knöchern begrenzten Augenhöhle ist kein Platz für zusätzliches Gewebe, sodass die Augen nach vorne ausweichen müssen. Durch die Volumenzunahme des Gewebes kann es in seltenen Fällen in der Tiefe der Augenhöhle zu einer mechanischen Beeinträchtigung (Kompression) des Sehnervs kommen. Auch die Augenlider und die dahinter liegenden Tränendrüsen sind in die entzündliche Schwellung mit einbezogen. Abbildung 11 zeigt die Augenhöhle und das Hervortreten des Auges bei der endokrinen Orbitopathie.

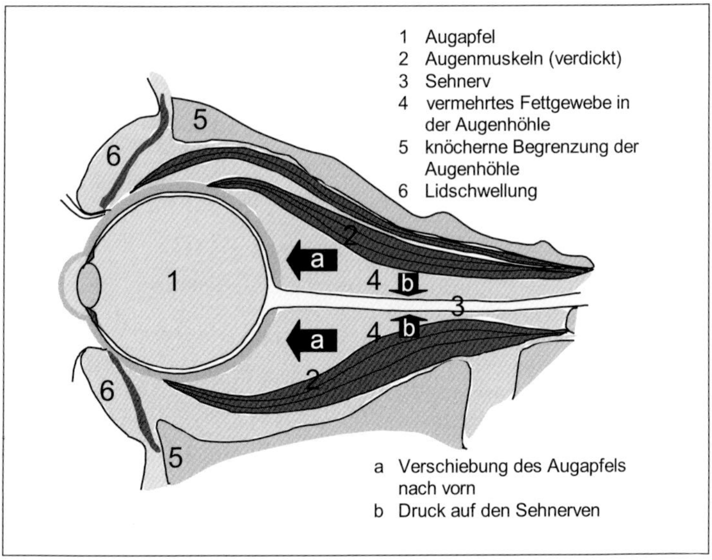

Abbildung 11: Hervortreten des Auges bei der endokrinen Orbitopathie

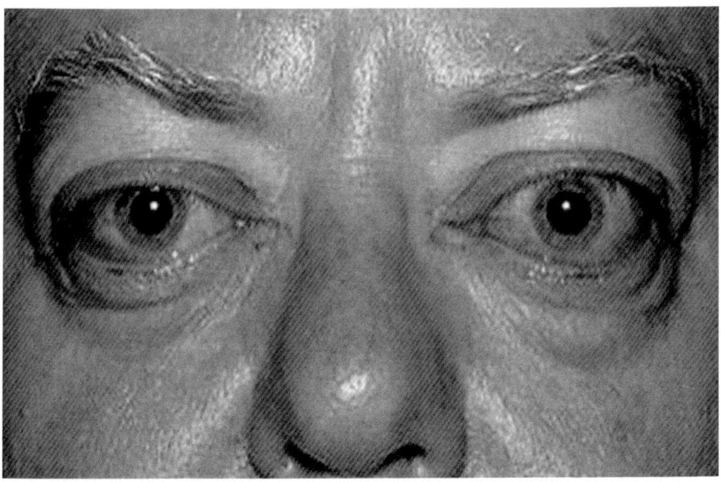

Abbildung 12: Akute endokrine Orbitopathie

Durch die Entzündung entstehen die typischen Beschwerden, wie z. B. Druckgefühl hinter den Augen, Störungen der Augenmuskelbeweglichkeit, Augentränen und Augenbrennen.
Ein wichtiger verschlimmernder Faktor der endokrinen Orbitopathie ist das Rauchen. Die ablaufenden Immunprozesse werden durch die beim Rauchen gedrosselte Durchblutung, die verminderte Sauerstoffzufuhr und den behinderten Blutabstrom verstärkt. Rauchen heizt die Bildung von schädlichen Sauerstoffradikalen an, fördert den Entzündungsprozess, stimuliert die Neubildung von Fettgewebszellen und behindert dadurch alle Behandlungsmaßnahmen. Wenn Sie Raucher sind, sollten Sie alle Möglichkeiten nutzen, sich das Rauchen abzugewöhnen, um der endokrinen Orbitopathie den Nährboden zu entziehen.

Rauchen fördert die endokrine Orbitopathie und behindert die Behandlung.

Medizinische Hintergründe

Die beim Morbus Basedow gebildeten Antikörper richten sich gegen bestimmte Strukturen auf den Schilddrüsenzellen, die TSH-Rezeptoren. Diese TSH-Rezeptoren finden sich nicht nur im Schilddrüsengewebe, sondern auch an einigen anderen Stellen im Körper. Zu diesen Stellen gehören das Fettgewebe in den Augenhöhlen, die Haut an der Vorderseite der Unterschenkel, das Gehirn, Muskeln und Knochen. Alle diese Orte können beim Morbus Basedow von Antikörpern angegriffen werden. Setzen sich Antikörper an die TSH-Rezeptoren im Fettgewebe der Augenhöhlen, so können dadurch zahlreiche Reaktionen in Gang gesetzt werden, die letztendlich zu einer Entzündung und Schwellung des Fettgewebes und zur weiteren Bildung von Fettgewebe führen.
Im Frühstadium der Krankheit erkennen T-Lymphozyten Antigene in den Geweben der Augenhöhlen. Durch Bildung von Antikörpern wird der Immunprozess eingeleitet. Es konnten bestimmte Zellen im Augenhöhlengewebe identifiziert werden, die TSH-Rezeptoren an ihrer Oberfläche tragen. Diese Zellen gehören zu den Vorläuferzellen von Fibroblasten und heißen Prä-Adipozyten. Sie können Bindegewebe oder Fettgewebe bilden. Sie sind das vorrangige Ziel für die T-Zellen und die Antikörper.
Die Fibroblasten der Augenhöhle bilden vermehrt flüssigkeitsbindende Moleküle, die so genannten Glykosaminoglykane. Durch die Entzündung werden diese Substanzen in großen Mengen gebildet, was die Muskelfasern auseinander drängt und in ihrer Funktion beeinträchtigt.
Die Augenmuskeln schwellen an (Ödem). Entzündungszellen wandern vermehrt in das Binde-, Fett- und Muskelgewebe der Augenhöhlen ein.
Die ausgelöste Reaktion kann sich durch Bildung von Entzündungsbotenstoffen, so genannten Zytokinen, Interleukinen, Wachstumsfaktoren, Prostaglan-

dinen und anderen Faktoren selbst unterhalten und verstärken. Die Schwellung des Gewebes und die mechanische Beeinträchtigung führen zu einer Raumnot in den Augenhöhlen. Diese Raumnot verstärkt ihrerseits weiter die entzündliche Reaktion, weil der Blutzustrom und der Blutabfluss in den Augenhöhlen behindert sind und sich so genannte freie Radikale bilden, die das Augenhöhlengewebe angreifen und schädigen.
Neben den TSH-Rezeptor-Antikörpern sind weitere Antikörper gegen Augenmuskelgewebe gefunden worden. Ob diese Antikörper bei der Orbitopathie eine Rolle spielen, ist nicht geklärt. Nach Ergebnissen neuerer Untersuchungen scheinen sie eher ein Begleitphänomen des komplexen Immungeschehens, als die Ursache der Orbitopathie darzustellen.

Welche Behandlungsmöglichkeiten gibt es?

Über die bestmögliche Therapie bei der endokrinen Orbitopathie gibt es unterschiedliche Ansichten. Erstes Ziel ist die Beseitigung der Schilddrüsenüberfunktion. Ob eine vollständige Entfernung der Schilddrüse die endokrine Orbitopathie günstig beeinflusst oder sogar heilt, ist umstritten. Es gibt Untersuchungen, nach denen durch eine frühzeitige, möglichst vollständige Entfernung der Schilddrüse bei Basedow-Patienten ein Rückgang der Orbitopathie festgestellt werden konnte.

Die erste Behandlungsmaßnahme muss die Normalisierung der Schilddrüsenwerte sein.

Wird eine Radiojodbehandlung durchgeführt, so sollte diese nur unter Cortison-Schutz vorgenommen werden, um der Verschlechterung einer endokrinen Orbitopathie oder ihrer Auslösung vorzubeugen. Bei einer Radiojodbehandlung ohne Cortison-Schutz kann es bei einem kleinen Teil der Patienten zur Aktivitätszunahme der endokrinen Orbitopathie kommen.
Sie sollten bei der Behandlung darauf achten, dass nach Beseitigung der Überfunktion der Schilddrüse keinesfalls – auch nicht vorübergehend – eine Unterfunktion auftritt. Durch eine Unterfunktion steigt das TSH. Ein ansteigendes TSH kann den Augenbefund und die damit zusammenhängenden Beschwerden erheblich verschlechtern.

Durch eine Schilddrüsenunterfunktion wird die endokrine Orbitopathie verstärkt.

Insgesamt ist der weitere Verlauf einer bestehenden endokrinen Orbitopathie schwer vorherzusagen. Die bisher zur Verfügung stehenden Therapien sind bestenfalls teilweise zufriedenstellend. Das Grundprinzip der Behandlung lautet zunächst: engmaschige Befundüberwachung alle vier bis sechs Wochen. Sobald sich eine Zunahme der Beschwerden und der Symptome zeigt, sollte eine entzündungshemmende Behandlung begonnen werden.
Grundsätzlich gilt, dass die Behandlung der aktiven Orbitopathie mit entzündungshemmenden oder das Immunsystem unterdrückenden Medikamenten er-

folgt. Die nicht aktive Orbitopathie kann operativ gebessert werden. Ausnahme: Wenn bei aktiver Orbitopathie der Sehnerv beeinträchtigt ist, muss häufig rasch eine operative Dekompression durchgeführt werden.

Cortison

Üblicherweise gilt die Behandlung der endokrinen Orbitopathie mit Cortison als Standardtherapie. Andere das Immunsystem unterdrückende Medikamente haben sich bisher nur in Einzelfällen als wirksam erwiesen. Cortison sollte nur bei aktiver endokriner Orbitopathie gegeben werden. Cortison kommt bei stark hervortretenden Augen mit entzündlichen Veränderungen der vorderen Augenabschnitte zum Einsatz. Es kann die Orbitopathie nicht heilen, aber in etwa 50 – 65% der Fälle lindern oder teilweise rückgängig machen. Die Dosierung erfolgt individuell nach Schweregrad der Erkrankung. Nach Dosisreduktion oder Absetzen des Cortisons treten meist erneut Augensymptome auf.

Cortison kann in vielen Fällen eine deutliche Besserung der endokrinen Orbitopathie erreichen.

Für eine Langzeittherapie mit Cortison werden anfänglich meist Dosen von 1 – 1,5 mg Prednisolon pro kg Körpergewicht über zwei Wochen empfohlen. Anschließend wird eine Reduzierung der Dosis um 5 – 10 mg pro Woche bis zu einer individuellen Schwellendosis von etwa 15 – 20 mg pro Tag durchgeführt, die dann häufig über zwei bis drei Monate beibehalten wird. Leider führt eine länger dauernde Cortisonbehandlung zu vielfältigen bekannten Nebenwirkungen wie Gewichtszunahme, Fettansammlung im Gesicht und am Bauch, Knochenbrüchigkeit, Stoffwechselstörungen, Hautveränderungen, Stimmungsschwankungen, hohem Blutdruck und anderen unerwünschten Effekten. Cortison ist im akuten Stadium der endokrinen Orbitopathie häufig nützlich, auf Dauer jedoch keine akzeptable Behandlungsoption.

Bei sehr schwerer aktiver endokriner Orbitopathie oder drohender Schädigung des Sehnervs sind hohe Cortisondosen als Infusion direkt ins Blutsystem notwendig (500 – 1000 mg täglich über fünf Tage). Eine Schädigung des Sehnervs kommt glücklicherweise selten vor. Zur Durchführung der hoch dosierten intravenösen Therapie ist eine stationäre Krankenhausaufnahme ratsam.

Cortison in höheren Dosierungen sollte immer mit einem wirksamen Magenschutzmedikament kombiniert werden, da sonst die Gefahr von Magenschleimhautentzündungen oder Magengeschwüren droht.

Niedrige Cortisondosen sind mit einer Schwangerschaft vereinbar.

Eine Kombination von Cortison mit dem in der Rheumatherapie eingesetzten Medikament Methotrexat ist ebenfalls wirksam.

Bestrahlung

Die Röntgenbestrahlung des Gewebes hinter dem Auge (Retrobulbärbestrahlung) wurde in der Vergangenheit oft angewandt. Eine Bestrahlung hat nur im aktiven Stadium der endokrinen Orbitopathie Sinn. Durch die Bestrahlung der Augenmuskeln soll eine Hemmung der entzündlichen Muskelveränderungen erreicht werden. Vor Beginn einer Bestrahlung muss dazu eine Kernspintomographie der Augenhöhlen veranlasst werden, um den Grad der Orbitopathie festzustellen.

Die Bestrahlung der Augenhöhlen hat sich in neuen wissenschaftlichen Untersuchungen als weniger wirksam erwiesen.

In früheren Veröffentlichungen wurden Erfolgsraten von 50 – 70% angegeben. Die Retrobulbärbestrahlung erwies sich allerdings in aktuellen Untersuchungen als nur wenig wirksam. Eine Retrobulbärbestrahlung wird deshalb heute nur noch empfohlen, wenn Doppelbilder neu auftreten oder Augenmuskel-Funktionsstörungen vorliegen. Während früher üblicherweise über sechs bis zehn Tage mit jeweils 2 Gray bestrahlt wurde, zeigte sich in jüngerer Zeit, dass ein Zehntel dieser Einzeldosen ebenso wirksam ist. Möglicherweise ist es sinnvoll, niedrig dosiert aber über einen längeren Zeitraum zu bestrahlen.
Durch weitere Studien zu diesem Thema muss künftig die bestwirksame Strahlendosierung gefunden werden.
Die Bestrahlung erfolgt von den Schläfen her. Dabei wird das hinter dem Auge liegende, entzündlich geschwollene Gewebe bestrahlt. Die Strahlenmenge wird auf tägliche kleine Dosen verteilt (über zwei bis sechs Wochen dauernde Behandlung), um den größten Erfolg zu erzielen. Die Augen selbst werden nicht bestrahlt, sondern zur Schonung bei der Bestrahlung abgedeckt.

Nebenwirkungen der Bestrahlung
In Folge der Bestrahlung können selten Kopfschmerzen auftreten. Gelegentlich kommt es vorübergehend zu einer verstärkten Schwellung des Gewebes, die sich dann aber zurückbildet.
Entzündungen und Schädigungen der Netzhaut sind nur nach zu hohen Strahlendosen (bei über 20 Gray) berichtet worden. Zuckerkranke (Diabetiker) mit Netzhautveränderungen sollten nicht bestrahlt werden. Auch Menschen, bei denen eine Chemotherapie wegen eines Tumorleidens durchgeführt wird, sollten nicht bestrahlt werden.
Nach einer Bestrahlung kann es schwieriger sein, in diesem Bereich zu operieren.

Immunglobuline

Die Behandlung mit hoch dosierten Immunglobulinen hat sich nicht als wirksamer als andere Therapieverfahren erwiesen und wird heute aufgrund des möglichen Infektionsrisikos und der sehr hohen Behandlungskosten kaum noch angewendet.

Plasmapherese und Immunadsorption

Bei der Plasmapherese handelt es sich um ein aufwendiges Verfahren, bei dem die Antikörper aus dem Blut gefiltert werden. Eine Sonderform der Plasmapherese, die so genannte Immunabsorption, ist schweren Fällen vorbehalten und wird heute nur noch selten und nur an wenigen spezialisierten Zentren durchgeführt. Die Erfahrungen mit der Immunadsorption bei EO sind sehr gering.

Methotrexat

Das auch in der Behandlung von anderen Autoimmunkrankheiten (entzündliches Gelenkrheuma, Lupus erythematodes) eingesetzte Medikament Methotrexat scheint bei schweren aktiven Formen der endokrinen Orbitopathie gute Erfolge zu zeigen. Methotrexat hemmt unspezifisch das überschießend aktivierte Immunsystem und unterdrückt unter anderem die Antikörperproduktion. In hohen Dosierungen wird es zur Behandlung von Krebserkrankungen eingesetzt. Methotrexat wird zur Behandlung der endokrinen Orbitopathie in niedriger Dosierung angewandt und ist in dieser Form kein „Krebsmedikament“. Ziel der Behandlung mit Methotrexat ist es, den Entzündungsprozess zu beenden und Rückfällen nach einer Cortisontherapie vorzubeugen. Auf mögliche Nebenwirkungen muss geachtet werden. Regelmäßige Blutbildkontrollen sowie Kontrollen der Leber- und Nierenwerte sind erforderlich. Alkohol sollte während der Einnahme gemieden werden. Unter einer Methotrexatbehandlung müssen Schwangerschaften zuverlässig verhütet werden, da sonst bei einer Schwangerschaft kindliche Fehlbildungen auftreten können. Weitere Untersuchungen müssen abgewartet werden.

Antioxidanzien

Im Rahmen des Immunprozesses werden zahlreiche entzündungsfördernde Botenstoffe freigesetzt, die zur Stimulation und Schwellung des betroffenen Gewebes führen. In den Augenhöhlen kommt es zu Entzündung, Lidschwellung, Brennen, Druckgefühl, Tränen, Blendungsempfindlichkeit, Hervortreten der Augäpfel, Störungen der Augenbeweglichkeit bis hin zu Doppelbildern. Durch den Entzündungsprozess wird die Neubildung von Fettzellen angeregt, die dann immer mehr Antigene (v. a. TSH-Rezeptoren) hervorbringen. So wird einerseits der Immunprozess verstärkt, andererseits die Platznot in den Augenhöhlen immer schlimmer, weil neue Fettzellen nachdrängen und die Blutversorgung und der Blutabstrom sich verschlechtern. So kommt es zu einer kritisch schlechten Sauerstoffversorgung in den Augenhöhlen, was die Bildung so genannter freier Sauerstoffradikale anregt. Dies sind hoch reaktive Produkte, die zur Schädigung von Zellmembranen, Zellfunktionen und des zellulären Erbgutes führen.

Antioxidanzien können unterstützend bei der Therapie der endokrinen Orbitopathie eingesetzt werden.

Rauchen verschlimmert die Entzündung und Fettgewebsneubildung in den Augenhöhlen, wobei nicht das Nikotin schädigt, sondern die beim Rauchen frei werdenden oxidativen Verbindungen, also freie Sauerstoffradikale und andere prooxidative Verbindungen.

Kommt der Entzündungsprozess (durch Spontanheilung oder geeignete Therapiemaßnahmen) nicht rechtzeitig zum Stillstand, resultieren schlimmstenfalls ein weites Vortreten der Augäpfel, Hornhautverletzungen und Druckschäden am Sehnervs. Später kommt es zu narbigen Umbauprozessen im Binde- und Fettgewebe in den Augenhöhlen sowie in den Augenmuskeln, was chronische Funktionseinbußen insbesondere der Augenmuskelbeweglichkeit zur Folge hat. Ein entscheidendes Behandlungsziel ist es deshalb, den Entzündungsprozess in den Augenhöhlen möglichst frühzeitig, rasch und effektiv zum Stillstand zu bringen, bevor nicht umkehrbare Veränderungen eingetreten sind.

Zahlreiche Forschungsarbeiten und Erkenntnisse der letzten Jahre zeigen, dass freie Radikale und oxidative Prozesse den Immunprozess in der Schilddrüse und in den Augenhöhlen anheizen und für einen wesentlichen Teil der Schädigung in den Augenhöhlen verantwortlich sind. Sowohl Experimente an Zellkulturen und in Tiermodellen, aber auch klinische Untersuchungen am Menschen und bei Patienten mit aktiver endokriner Orbitopathie konnten bereits konkrete Hinweise für den Nutzen dieses Konzeptes liefern. Diese Erkenntnisse wurden in eine neue Therapiemöglichkeit umgesetzt, die derzeit in kontrollierten Studien überprüft wird.

Das neue Therapieprinzip wird zur Zeit in mehreren Ländern unter Studienbedingungen erprobt. Es besteht in der hoch dosierten Zufuhr verschiedener Antioxidanzien, um die Schutzsysteme gegen Radikalschäden möglichst gut aufzubauen und die körpereigenen Verteidigungsmechanismen maximal zu unterstützen. Zu den wichtigsten antioxidativen Substanzen zählen Vitamine (C, E, B, Betacarotin), Extrakte aus Traubenschalen und bunten Gemüsen, Selen, Alpha-Liponsäure, N-Acetylcystein, Nicotinamid, Bioflavonoide und Omega-3-Fettsäuren (Lachsöl). Durch Kombination dieser zusammenwirkenden, natürlichen Substanzen soll der Entzündungsprozess abgeschwächt, die Fettge-

websneubildung gehemmt und die gestörte Immunbalance wieder ins Gleichgewicht gebracht werden.
Ein gesicherter Wirksamkeitsnachweis von Antioxidanzien in Form kontrollierter klinischer Studien liegt bislang noch nicht vor. Studien zur Wirksamkeit dieses Therapieprinzips werden zur Zeit durchgeführt. Angesichts der begrenzten Behandlungsalternativen, der geringen Nebenwirkungswahrscheinlichkeit und der problemlosen Verträglichkeit ist die antioxidative Therapie bei Patienten mit endokriner Orbitopathie als unterstützende Therapiemaßnahme ein möglicher sinnvoller Behandlungsansatz.

Tabelle 37: Antioxidanzien bei aktiver endokriner Orbitopathie

Vitamin C	Nicotinamid	Vitamin-B-Komplex
Vitamin E	OPC	Fischölkapseln
Selen	N-Acetylcystein	Bioflavinoide

Die Auswertung einer älteren Studie (Clark-Studie) hat für Menschen mit Übergewicht unter Seleneinnahme ein erhöhtes Risiko für die Entstehung eines Diabetes Typ 2 (Alterszucker) ergeben. Übergewicht ist ein Risikofaktor für das Entstehen eines Diabetes Typ 2. Inwieweit die Einnahme von Selen hier eine Erhöhung des Risikos mit sich bringt, muss durch weitere Untersuchungen geklärt werden. Die positiven Auswirkungen von Selen bei autoimmunen Schilddrüsenerkrankungen werden nach derzeitigem Kenntnisstand dadurch in keiner Weise geschmälert.

Operation

Nur bei sehr schweren Verläufen der endokrinen Orbitopathie ist die Operation im akuten Stadium erforderlich, besonders wenn der Sehnerv beeinträchtigt ist.

Eine Operation sollte üblicherweise im inaktiven Zustand der endokrinen Orbitopathie durchgeführt werden.

Abgesehen von diesen seltenen akuten Verläufen sollten Augenoperationen ansonsten nur in einem nicht mehr aktiven Stadium der endokrinen Orbitopathie durchgeführt werden. Bei einer weiterhin aktiven endokrinen Orbitopathie ist der Erfolg der Behandlung durch erneute Gewebezunahme in den Augenhöhlen gefährdet.
In seltenen Fällen ist der Sehnerv durch die Schwellung des Gewebes gefährdet. Wenn sich dies nicht rasch unter einer hoch dosierten Cortisonbehandlung bessert, muss durch sofortige Operation eine Druckentlastung in der Augenhöhle (orbitale Dekompression) vorgenommen werden. Diese Operation kann ebenfalls erforderlich werden,

wenn der Lidschluss über den hervorgetretenen Augen nicht mehr möglich ist und die Hornhaut der Augen von Austrocknung bedroht ist. Operationen dieser Art sollten nur in spezialisierten Zentren durchgeführt werden. Ebenfalls überlegt werden kann eine Dekompression, wenn bei Ihnen in Verbindung mit schweren entzündlichen Veränderungen nicht anders kontrollierbare Bewegungsstörungen der Augen auftreten oder wenn ständig Doppelbilder vorhanden sind.
Im Anschluss an die Dekompressionsoperation kann eine Schieloperation durchgeführt werden. Die genaue Operationsmethode, Risiken und Heilungserwartungen müssen im Einzelfall immer ausführlich mit den behandelnden Ärzten besprochen werden. Bestimmte Formen der endokrinen Orbitopathie erfordern bestimmte Operationsverfahren, die im Einzelfall von einem erfahrenen Spezialisten festgelegt werden sollten.
Eine Dekompressionsoperation wird im Allgemeinen gut vertragen. Die Augen werden durch die Entlastung zurückverlagert, der Druck in den Augenhöhlen sinkt. Die Langzeitergebnisse sind meist gut. Grundvoraussetzungen für jede Operation sind normale Schilddrüsenwerte, eine genaue augenärztliche Untersuchung und gegebenenfalls eine aktuelle Kernspin- oder Computertomographie der Augenhöhlen.
Vor einer solchen Operation müssen Sie gerinnungshemmende Medikamente wie Heparin und Aspirin (ist in vielen Kopfschmerztabletten enthalten) absetzen. Falls Sie diese Medikamente einnehmen müssen, fragen Sie den behandelnden Arzt.
Die besten Voraussetzungen für die Operation sind eine relativ kurze Krankheitsdauer (weniger als zwei Jahre) und keine vorausgegangene Bestrahlung der Augenhöhle. Aber auch bei langer Krankheitsdauer und bereits durchgeführter Bestrahlung kann oft ein kosmetisch und funktionell gutes Ergebnis erreicht werden. Kopfschmerzen, Lichtempfindlichkeit, Doppelbilder, Tränenträufeln sowie Druckgefühl hinter dem Auge werden durch die Operation häufig gebessert. Der kosmetische Aspekt der Augen kann ebenfalls positiv beeinflusst werden, wobei der Ausgangsbefund entscheidend ist.
Seltene Komplikationen sind Blutungen, die zum Abbruch der Operation zwingen können, Herabhängen des Unterlides, Durchtrennung oder Verletzung eines Hautnervs am Oberlid und Entzündungen des Operationsbereiches. Auch das Neuauftreten von Doppelbildern und eine Schielstellung der Augen sind möglich und leider recht häufig. Hier können operative Nachkorrekturen zu einer Verbesserung führen.
Die Operation selbst dauert je nach Methode und Operationsziel pro Auge etwa 50 bis 120 Minuten. Die Augen werden zeitversetzt nacheinander operiert. Die Operation wird in Allgemeinnarkose vorgenommen. Nach der Operation sind die Augen zunächst stark geschwollen. Manchmal wird das operierte Auge mit einer Naht zwischen Ober- und Unterlid für einige Tage verschlossen. Fünf Ta-

ge nach der Operation kann der Patient normalerweise das Krankenhaus verlassen. Das endgültige Ergebnis der Operation ist erst nach drei bis sechs Monaten zu erwarten.
Es gibt unterschiedliche Operationsverfahren für eine Dekompression.

Tabelle 38: Dekompressionsoperationen

Druckentlastung durch Entfernung ...	Fachbegriff
der inneren Augenhöhlenwand	mediale Orbitotomie, endoskopische endonasale Dekompression
der seitlichen Augenhöhlenwand	laterale Orbitotomie
von Fett vor und neben dem Augapfel	transpalpebrale Dekompression, z. B. nach Prof. Olivari

Druckentlastung durch Entfernung der inneren Augenhöhlenwand

Bei diesem Operationsverfahren wird mittels mikrochirurgischer Instrumente durch die Nase ein Teil der an die Nase grenzenden Augenhöhlenwand entfernt. Das vermehrte Gewebe in den Augenhöhlen kann sich dann in Richtung der Nasennebenhöhlen ausdehnen. Damit kann eine durchschnittliche Rückverlagerung der Augen um zirka 3 mm erreicht werden. Die operierten Patienten äußern sich überwiegend zufrieden über das kosmetische Ergebnis. Die Operationsdauer beträgt etwa zwei Stunden. Drei Monate nach der Operation sind häufig noch Korrekturoperationen der Augenmuskeln notwendig. Nach Bestrahlung oder langer Vorgeschichte sind die Erfolge der Operation geringer.

Druckentlastung durch Entfernung der unteren seitlichen Augenhöhlenwand

Bei dieser Operation wird eine Öffnung der Augenhöhle zu den Kieferhöhlen geschaffen. Der seitliche und untere Anteil der Augenhöhlen wird dabei zu den Kieferhöhlen hin eröffnet. Überflüssiges, geschwollenes Gewebe kann sich dann dorthin ausdehnen, sodass der Augapfel in der Augenhöhle wieder mehr Platz und Bewegungsfreiheit erhält. Durchschnittlich kann eine Rückverlagerung der Augäpfel um zirka 4 – 5 mm erreicht werden. Deutliche Verbesserungen der Funktion und des Aussehens der Augen sind möglich.

Druckentlastung der Augenhöhle durch Fettentfernung

Bei diesem Verfahren wird durch einen mikrochirurgischen Eingriff in allgemeiner Narkose überschüssiges Fettgewebe aus den vorderen Regionen der Augenhöhlen entfernt. Dabei wird ein Schnitt im Bereich der Ober- und Unterlider gemacht, um das Fett im Bereich der Augenlider und um den Augapfel herum zu entfernen. Im Durchschnitt werden etwa 5 – 7 cm^3 Fett entfernt. Der Druck in der Augenhöhle sinkt nach teilweiser Entfernung des Fettgewebes.
Eine früher durchgeführte Bestrahlung verschlechtert manchmal die Ergebnisse der Operation. Nachfolgend werden häufig Lidkorrekturen erforderlich. In einzelnen Fällen kann es notwendig sein, den Lidhebermuskel zu schwächen und durch ein Transplantat aus Goretex zu verlängern. Bei überschüssiger Lidhaut kann ein Teil davon operativ entfernt werden. Die entstehenden Narben sind meist unauffällig. Die Ergebnisse der Operation sind von den anatomischen Gegebenheiten des Betroffenen und der Erfahrung des Operateurs abhängig. Der Vorteil gegenüber anderen Dekompressionsoperationen ist, dass die Achse des Augapfels meist nicht verändert wird.

Korrekturoperationen an den Augenlidern

Ist das Augenlid durch die endokrine Orbitopathie zurückgezogen oder ist die Form des Augenlides beeinträchtigt, kann eine korrigierende Operation vorgenommen werden. Eine kosmetische Lidverlängerung ist möglich, wenn die endokrine Orbitopathie ins inaktive Stadium übergegangen ist und keine Entzündungszeichen mehr vorliegen. Auch Implantate, z. B. mit körpereigenem Gewebematerial oder Goretex, können zu einer Verbesserung des kosmetischen Ergebnisses führen.

Operation an den Augenmuskeln bei Doppelbildern

Bestehen Doppelbilder, so kann eine operative Korrektur der Augenmuskeln vorgenommen werden. Auch eine Operation der Augenmuskeln sollte niemals bei aktiver Entzündung erfolgen, sondern erst in einem späteren, inaktiven Krankheitsstadium. Ein erfahrener und möglichst auf die endokrine Orbitopathie spezialisierter Augenmuskelchirurg sollte diese Operation durchführen.

Verkleinerung des erweiterten Lidspaltes (temporale Tarsotraphie)

Diese Operation kann zur Verkleinerung einer krankhaft erweiterten Lidspalte vorgenommen werden. Es stehen heute jedoch alternative Behandlungsmöglichkeiten zur Verfügung, sodass dies Operation nur noch selten durchgeführt wird.

Fettentfernung aus den Augenlidern

Sind die Augenlider störend geschwollen, kann operativ aus Ober- und Unterlidern Fett- und Bindegewebe entfernt werden. Diese Operation kann an spezialisierten Zentren mit gutem kosmetischem Ergebnis durchgeführt werden und mit anderen Eingriffen am Auge kombiniert werden. Auch hier gilt: Die Operation sollte erst nach Abklingen der entzündlichen Aktivität der endokrinen Orbitopathie durchgeführt werden.

Was kann ich selbst gegen die endokrine Orbitopathie tun?

Leider stehen dem Betroffenen nur wenige Maßnahmen zur Verfügung, mit denen er die Symptome selbst lindern kann. Das Wichtigste ist der Verzicht auf Zigaretten. Rauchen verschlechtert die endokrine Orbitopathie und kann sie bei noch nicht betroffenen Basedow-Patienten auslösen. Außerdem behindert Rauchen den Erfolg aller Behandlungsmaßnahmen. Eine Stress vermeidende Lebensweise kann ebenso wie eine vitamin- und ballaststoffreiche Ernährung zur Stabilisierung der Gesundheit beitragen.

Augentropfen mit Konservierungsmitteln können Tränenapparat und Hornhaut bei häufigem Gebrauch schädigen.

Bei trockenen und brennenden Augen sollten Sie Augentropfen zum Schutz der Hornhaut (Tränenersatzmittel) verwenden. Methylcellulosehaltige Augentropfen werden empfohlen. Bei sehr trockenen Augen kann auch ein Augengel nützlich sein. Tropfen und Gele ohne Konservierungsmittel sind vorzuziehen. Die Konservierungsmittel können sonst langfristig die Augenprobleme verstärken.

Nachts sollte bei fehlendem Lidschluss eine Augensalbe großzügig benutzt werden.

Tabelle 39: Augentropfen ohne Konservierungsmittel

Artelac®	Lacrimal®	Protagent® SE
Celluvisc®	Lacri-Stulln® UD	Occulotect®fluid sine
Cellufresh®	Lacrimal® O.K.	Sic-Ophtal® sine
Isopto-Fluid® SE	Lacrisic® / SE	Vidisept® EDO
Isopto-Naturale®	Liquifilm®	Lactophal® sine
Hylocomod®	Vismed®	Vislube®
Oculac®	Hycosan®	Arufil®
Genteal®	Laservis®	Biolan® Augentropfen
Oxyal™	Vistil™	

Tabelle 40: Augentropfen mit Konservierungsmittel		
Arufil®	Vidisept®	Lacophtal®
Dispantenol®	Sic-ophtal®	Lacrigel
Occulotect® fluid	Protagent	Sicca.Stulln®
Siccaprotect® N	Vidiract® S mit PVP	Isopto-naturale®
Opthol-N®	Solan® M	Vitafluid®
Panophtal®	Cornegelt® Fluid	

Tabelle 41: Augengel und Augenspray ohne Konservierungsmittel		
Vidisic® EDO	Thilo-Tears® Gel/SE	Liposic® EDO
Biolan® Gel	Ocutears® Lipospray	Tears Again® Spray

Tabelle 42: Augengel und Augenspray mit Konservierungsmittel		
Vidisic®	Visc-Ophtal®	Liposic®
Siccapos® Gel	Corneregel®	Repa-Opthal® Gel
Siccaprotect®	Occulotect® Gel	Vitagel®
Lipo Nit® liposomales Augenspray		

Tabelle 43: Augensalben		
Coliquifilm®	Thilo-Tears®	Panthenol® Augensalbe Jenapharm
Bepanthen®/Roche Augensalbe	Regepithel® Augensalbe	Vit A pos Salbe®
Dispatenol®	Vitamin A Dispersa®	Panophtal Salbe®

Es besteht kein Anspruch auf Vollständigkeit bei den Präparaten in der Tabelle. Ihr Arzt oder Apotheker kann Ihnen bei der Suche nach passenden Augentropfen, Augengel oder Augensalbe behilflich sein.

Sonstige Hilfen gegen Beschwerden

Durch die endokrine Orbitopathie werden Ihre Augen lichtempfindlicher. Sie sollten getönte Gläser und Sonnenbrillen als notwendige Unterstützung auf Rezept erhalten.
Schützen Sie Ihre Augen vor Wind, damit die angegriffene Hornhaut keinen zusätzlichen schädigenden Reizen ausgesetzt wird. Ähnliches gilt, wenn Sie viel

an Computerbildschirmen, in Großraumbüros und in Räumen mit viel Elektrosmog arbeiten. Setzen Sie sich solchen Umweltbedingungen möglichst wenig aus.

Bei geschwollenen Augenlidern und hervortretenden Augen kann es für Sie nützlich sein, den Kopf und Oberkörper nachts durch einen Kopfkeil im Bett hoch zu lagern. Können Sie das Lid nachts nicht über dem Auge schließen, ist ein großzügiger Einsatz von Augengel oder die Anlage eines speziellen Augenverbandes während des Schlafes erforderlich. Ob das bei ihnen notwendig ist, kann Ihr Augenarzt feststellen. Auch eine in Apotheken erhältliche Schlafbrille ist für lichtempfindliche Augen oft wohltuend.

Schützen Sie lichtempfindliche Augen mit getönten Brillengläsern und bei stärkerer Lichtintensität mit einer Sonnenbrille.

Die Wirkung von progesteronhaltigen Medikamenten kann für die Behandlung der endokrinen Orbitopathie genutzt werden. Progesteron wirkt sich günstig auf das gesamte Immungeschehen aus und reduziert die Ödembildung in den Augen und Lidern. Dieses Hormon sollte nur Frauen verordnet werden. Bei sehr trockenen und brennenden Augen kann zudem ein Versuch mit hormonhaltigen Augentropfen unternommen werden. Kühlende Augenkompressen lindern Probleme mit äußerlich geschwollenen und entzündeten Augen. Sie sollen in einigen Fällen auch bei Druck hinter den Augen Linderung schaffen. Auch grüner Tee hat eine entzündungshemmende antioxidative Wirkung, die insbesondere bei einer lokalen Anwendung in Form von Augenkompressen zur Entfaltung kommt.

Bei Doppelbildern können Sie vorübergehend so genannte Prismenfolien einsetzen, die der Augenarzt verschreibt und die die Beschwerden bessern können. Bei dauerhaften Doppelbildern sollte Sie allerdings zusammen mit Ihrem Augenarzt die Verordnung von Prismengläsern oder eine operative Korrektur überlegen.

Besonders wichtig ist es für Sie, einen mit Morbus Basedow erfahrenen Augenarzt und Endokrinologen zu suchen und dort in regelmäßiger Kontrolle zu bleiben. Eine spontane vollständige Rückbildung der endokrinen Orbitopathie kommt bei leichteren Formen vor, bei schweren Verläufen ist das aber selten.

Die endokrine Orbitopathie ist oft durch einen jahrelangen schubweisen Verlauf gekennzeichnet. Meist geht die Orbitopathie nach einer längeren Zeit (zwei bis fünf Jahre) in einen inaktiven Zustand über. Dann kann bei bleibender funktioneller oder kosmetischer Beeinträchtigung eine Operation vorgenommen werden. Resignieren Sie nicht, wenn die Augen Probleme machen, und bleiben Sie in engem Kontakt mit Ihrem Augenarzt, Ihrem Schilddrüsenspezialisten und anderen Betroffenen. Lassen Sie sich von verletzenden oder unhöflichen Kommentaren Ihrer Umgebung nicht aus der Ruhe bringen.

Setzen Sie sich mit Ihrer Krankenkasse auseinander, wenn diese Ihnen notwendige oder sinnvolle Hilfen vorenthält oder bei der Kostenerstattung bürokratische Hürden aufbaut. Holen Sie sich bei Ihren Bemühungen ärztliche Schützenhilfe und legen Sie bei ablehnenden Bescheiden unverzüglich Widerspruch ein. Niemand sucht sich seine Krankheit aus. Nehmen Sie bei schweren Problemen auch psychotherapeutische Hilfe an, um mit der Belastung durch die Krankheit besser umgehen zu können. Versuchen Sie, sich nicht aus Angst von Ihrer Umwelt zurückzuziehen, sondern suchen Sie gezielt nach Möglichkeiten, am „normalen Leben“ teilzunehmen. Gönnen Sie sich etwas Gutes, so oft Sie es können. Denken Sie daran: Es können langfristig fast immer befriedigende gute Ergebnisse in Bezug auf die funktionellen und kosmetischen Beschwerden erreicht werden.

Behandlungstipp

Patienten mit endokriner Orbitopathie sollten möglichst von einem mit dieser Erkrankung gut vertrauten Spezialisten betreut werden. Idealerweise sollten ein Endokrinologe und ein Augenarzt bei Ihrer Behandlung eng und vertrauensvoll zusammenarbeiten.

Nur wo große Erfahrungen mit der endokrinen Orbitopathie besteht, also viele dutzende bis hunderte Patienten betreut werden, kann je nach Erkrankungsvariante die im Einzelfall beste Therapiestrategie gefunden werden. Ihre Kontrolltermine sollten engmaschig arrangiert werden und mit geringen Wartezeiten verbunden sein. Achten Sie darauf, dass Sie immer vom selben Arzt gesehen werden, denn nur so ist eine sinnvolle Verlaufsbeurteilung möglich. Wenn sich Ihr behandelnder Arzt mit genügend Zeit, Kompetenz und Einfühlungsvermögen um Sie kümmert, sind Sie in guten Händen und haben die besten Voraussetzungen, auch mit dem schwierigen Problem endokrine Orbitopathie langfristig gut zurechtzukommen. Erkundigen Sie sich bei anderen Betroffenen und Selbsthilfeorganisationen nach dem aktuellen Stand zu Behandlung der endokrinen Orbitopathie. Dort kann man Ihnen auch einen Spezialisten in Ihrer Nähe nennen. Halten Sie sich stets auf dem Laufenden über neue Entwicklungen und Behandlungsmöglichkeiten. Dabei helfen Ihnen auch die neuen Medien. Im Internet finden Sie mittlerweile umfangreiche Informationen zur Morbus Basedow und der endokrinen Orbitopathie (www.MorbusBasedow.de)

Psyche und Morbus Basedow

K

Der Morbus Basedow ist eine Erkrankung des ganzen Körpers. Sie betrifft nicht nur die Schilddrüse, sondern nahezu jedes Organ. Auch die Psyche wird vom Krankheitsgeschehen nicht verschont.

Morbus Basedow ist keine psychosomatische Krankheit.

Noch vor 50 Jahren wurden Menschen mit einer Schilddrüsenüberfunktion als psychosomatisch krank angesehen. Psychosomatisch bedeutet, dass eine Störung der Seele (griechisch: Psyche) eine Störung des Körpers (Soma) hervorruft. Damals wurde ein bestimmter Charaktertyp beschrieben, der eine Überfunktion der Schilddrüse entwickeln würde. Als charakteristische Merkmale dieser Menschen wurden ein starkes Verantwortungsbewusstsein, eine hohe Leistungsbereitschaft sowie ein geringes Selbstwertgefühl gefunden. Zusätzlich bestünde eine hohe Bereitschaft, Sorge für andere zu übernehmen. Viele Patienten würden eine bis zur Erschöpfung gehende Verpflichtung zu Leistung und Arbeit verspüren. Typischerweise seien ängstliche Menschen von einer Schilddrüsenüberfunktion betroffen. Die Vorstellung, dass der Morbus Basedow eine psychosomatische Krankheit ist, gilt heute als überholt.
Viele Erkrankte werden sich heute trotzdem in dieser Charakterisierung wiedererkennen können. Wichtig ist es, in diesem Zusammenhang zwischen psychischer Ursache und Wirkung der Krankheit auf die Psyche zu trennen. Die genannten Eigenschaften können nämlich auch als Folge der Krankheit auftreten und nicht ausschließlich als deren Ursache. Werden die Schilddrüsenhormonwerte unter der Therapie in den Normalbereich gesenkt, verschwinden viele der angeblich „charakteristischen Eigenschaften" des Basedow-Patienten.

Bericht 7: Ich kann es kaum fassen..

Die Schilddrüse quälte mich mehr als zehn Jahre. Innerhalb dieser Zeit verschrieb mir der Hausarzt Johanniskraut-Kapseln und ich wurde jeweils wegen Stress und wegen der Psyche krankgeschrieben. Ich dachte dann auch irgendwann, ich hätte es im Kopf, ich hatte die verschiedensten Symptome. Zum Psychiater traute ich mich nicht.
Meine Schwester hat Hashimoto (eine andere autoimmune Schilddrüsenkrankheit) und meinte, meine Schilddrüse sei schuld. Ich wollte davon nichts wissen. Dann vor einem Jahr, als die Überfunktion mich so richtig erwischt hatte, ging ich zum Hausarzt und ließ die Schilddrüsenwerte prüfen. Dann wurden Ultraschall und ein Szintigramm durch den Nuklearmediziner durchgeführt und die Antikörper gemessen. Schließlich bin ich dann mit Einweisung in die Klinik zur Operation gefahren. Nach der Operation geht es mir sehr gut und ich kann nur sagen, ich würde es immer wieder tun. Meine Schilddrüse wurde nahezu total entfernt. Jetzt nehme ich Euthyrox 100 und kann es kaum fassen, dass ich wieder normal sein darf.

Psychischer Stress ist ein häufiger Auslöser der Erkrankung, aber keine notwendige Bedingung. Die Krankheit kann auch in einer psychisch nicht belastenden Situation beginnen. Als Folge der Erkrankung entsteht immer psychischer Stress, der sich dann wiederum nachteilig auf den Krankheitsverlauf auswirken kann.

Morbus Basedow beeinträchtigt neben den Körperfunktionen auch die Psyche.

Die Bewältigung der Krankheitskrise und die Neugestaltung des Lebens auf einem anderen Aktivitätsniveau sind mühsame Prozesse für die Betroffenen. Hilfreich kann dabei in vielen Fällen psychotherapeutische Unterstützung sein.

Psyche als Krankheitsauslöser

Psychischer Stress kann bei genetisch vorbelasteten Menschen zu einem Ungleichgewicht im Immunsystems führen. Die in der Stresssituation ausgeschütteten Hormone können das Immunsystem verändern, sodass es seinen Selbstschutz und seine Balance verliert. Stress als einzige Ursache des Morbus Basedow ist nicht ausreichend. Stress muss mit anderen Triggerfaktoren zusammentreffen, die dann gemeinsam die Erkrankung in Gang setzen.

Stress kann eine Ursache des Morbus Basedow sein.

Welche Situation im Einzelfall als Stress empfunden wird, ist von Mensch zu Mensch unterschiedlich.
In einigen medizinischen Untersuchungen wurde ein gehäuftes Auftreten des Morbus Basedow in Kriegszeiten beschrieben. Dabei verschob sich das Verhältnis der Geschlechtsverteilung zu den Männern. Daraus wurde geschlossen, dass Stress eine auslösende Rolle spielt.
Gefangene in Konzentrationslagern entwickelten nach Untersuchungen aus dem Jahre 1946 viermal häufiger einen Morbus Basedow als Nichtinhaftierte.
Immer wieder wurde ein Zusammenhang zwischen dem Auftreten des Morbus Basedow und einschneidenden Lebensveränderungen hergestellt.
Hierbei können die Lebensveränderungen sowohl positiv als auch negativ sein. Die negativen Lebensveränderungen haben jedoch einen größeren Einfluss auf das Auslösen der Erkrankung.
Besonders der Verlust eines Lebenspartners, Pflege eines chronisch kranken Angehörigen, Arbeitsplatzverlust, Konflikte mit dem Ehepartner, Konflikte mit dem Vorgesetzten, räumliche Veränderungen und finanzielle Engpässe werden angeführt. Auch traumatische Kindheitserlebnisse und sexueller Missbrauch werden von einigen Patienten als Auslöser des Morbus Basedow berichtet.
Allerdings konnten nicht alle Untersuchungen diese Zusammenhänge bestätigen.
Ein Endokrinologe berichtete in einem medizinischen Vortrag von seiner Beobachtung, dass unter seinen neuen Basedow-Patientinnen zahlreiche ältere Frauen sein, bei denen der Morbus Basedow begann, als der Ehemann starb. Ein Internist aus den neuen Bundesländern berichtete über seine Beobachtung, dass

zur Zeit der Wende mehr Basedow-Erkrankungen aufgetreten seien, als in den Jahren zuvor. Inwieweit solche Einzelbeobachtungen wissenschaftlich haltbar sind, ist fraglich. Einen Denkanstoß und Hinweise auf die auslösenden Mechanismen beim Morbus Basedow geben sie aber allemal.

Stressfaktoren, die den Morbus Basedow auslösen können

Tabelle 44: Häufige Stressfaktoren als Auslöser des Morbus Basedow
Konflikte mit Vorgesetzten oder Mitarbeitern
Verlängerung der Arbeitszeit
Arbeitslosigkeit
Konflikte mit Ehepartner oder Freunden
Erkrankung und Pflege eines Angehörigen
Finanzielle Schwierigkeiten
Verlust des Ehepartners
Traumatische Lebenssituationen, Misshandlungen (Inhaftierung, sexueller Missbrauch)

Stress stört das endokrinologische Gleichgewicht. Eine Fehlregulation des Immunsystems bietet Autoimmunerkrankungen bei entsprechender genetischer Empfänglichkeit einen guten Nährboden. Welche Rolle Stress als Auslöser von Autoimmunerkrankungen genau spielt, muss in weiteren Untersuchungen festgestellt werden.

Ob eine bestimmte Situation als Stress empfunden wird, ist in hohem Maße vom einzelnen Menschen abhängig.

Es gibt Überlegungen, nach denen der Morbus Basedow an eine bestimmte Persönlichkeitsstruktur gebunden sein soll. Hier werden Ängstlichkeit und vermindertes Selbstwertgefühl als häufige Eigenschaft des Basedow-Kranken beschrieben. Diese Charakterisierung wird allerdings meist erst dann vorgenommen, wenn die Erkrankung bereits ausgebrochen ist.

Viele Erkrankte haben schon vor Diagnosestellung über Jahre Symptome der Überfunktion und Symptome der Immunerkrankung. Die hormonellen Veränderungen führen zu Angst und Selbstzweifeln bei den Betroffenen. Ist die Krankheit schließlich erkannt, zeigt sich, dass Ängstlichkeit und Selbstzweifel Folge und nicht Ursache der Erkrankung waren.

Der Einfluss psychosozialer Faktoren ist bei jedem Erkrankten in unterschiedlichem Ausmaß möglich.

Um im Verlauf der Erkrankung eine Verschlimmerung des Morbus Basedow durch Stress zu verhindern, sollten Sie sich von „stressenden“ Einflüssen abschirmen, so weit dies möglich ist. Eine wichtige Rolle spielt dabei die Fähigkeit zur Stresswahrnehmung und Stressverarbeitung. Auch ein Abschalten, „Ausklinken", eine „Auszeit nehmen" kann für Basedow-Patienten ein Schritt auf dem Weg zur Heilung sein. Eine unterstützende verhaltenstherapeutische Psychotherapie kann in diesem Zusammenhang hilfreich sein. Verhaltenstherapie heißt dabei, dass Strategien erlernt werden, anders mit Stress umzugehen oder Stresssituationen zu vermeiden.

Stress kann den Verlauf des Morbus Basedow verschlimmern.

Psyche und Hormone

Hormone beeinflussen unzählige Vorgänge im menschlichen Körper. Sie sind die Botschafter eines fein abgestimmten Regelkreises, der sämtliche Körperfunktionen steuert und untereinander verbindet. Die Schilddrüsenhormone steuern nicht nur zahlreiche organische Funktionen, sondern wirken auch auf die Psyche. Gerät der Schilddrüsenstoffwechsel durch Krankheit aus den Fugen, macht sich das auch in der seelischen Verfassung des Betroffenen deutlich bemerkbar.

Der Basedow-Kranke ist zunächst einer erhöhten Menge an Schilddrüsenhormonen ausgesetzt. Durch das Übermaß an Schilddrüsenhormonen fühlt er sich gleichermaßen angetrieben und erschöpft. Hinzu kommt, dass ein Zuviel an Schilddrüsenhormon den Körper für die Wirkung von klassischen Stresshormonen, den so genannten Katecholaminen, sensibilisiert. Mit anderen Worten: Der Basedow-Patient wird von zwei hormonellen Stresssystemen permanent unter Strom gesetzt.

Er sehnt sich nach Ruhe, kann aber andererseits nicht untätig sein. Seine Gedanken überschlagen sich. Manche Menschen sind in dieser Phase sehr produktiv. Gleichzeitig fällt es immer schwerer, eine Arbeit konzentriert zu Ende zu bringen. Die Eindrücke der Außenwelt werden intensiver wahrgenommen. Die emotionale Schwankungsbreite nimmt zu. Oft sind die Erkrankten reizbar, aufbrausend, unausgeglichen und empfindlich. Gelegentlich können sogar Wutanfälle auftreten.

Eine Patientin berichtet eindrucksvoll von der Auswirkung der Krankheit auf ihr Verhalten. Durch den Morbus Basedow kam es bei ihr zu Aggressionen. Im Laufe der Erkrankung und nach Beginn der Behandlung gelang es ihr, die vorher versteckten Aggressionen auch nach außen zu zeigen und anders mit aggressiven Gefühlen umzugehen als vor der Krankheit. Die vermehrten Aggressionen sind zwar krankheitsbedingt aufgetreten, zwingen aber dazu, das bisherige Verhalten zu überdenken. Letztlich konnte die Patientin an Selbstbewusstsein dazugewinnen, indem sie ihr Verhalten änderte.

Bericht 8: Ich bin mutiger geworden

Ich habe während der Basedow-Schübe Aggressionen entwickelt, die ich vorher nicht an mir kannte. Zuvor habe ich Wut oft mit Trauer verwechselt, war also eher depressiv, wenn etwas schief ging, und habe so alle Konflikte mit mir selbst ausgetragen. Ja, durch die Aggressionen habe ich Menschen verprellt, zumindest habe ich mein engeres Umfeld in tiefe Verwirrung gestürzt. Denn obwohl man meinen „sprachlichen Holzhammer-Charme" auch zuvor gut kannte, habe ich ihn vorher nie so bewusst und so gezielt eingesetzt. Mittlerweile kann ich ganz ohne Ironie sagen: Ist es nicht schön, sich zu trauen, sich Feinde zu machen?
Ich persönlich habe den Eindruck, durch Morbus Basedow viel gelernt zu haben. Ich bin offensiver. Ich bin zielorientierter. Ich bin mutiger. Und ja, ich bin aggressiver – aber dadurch habe ich an Profil gewonnen. Meine Schilddrüsenoperation war vor vier Monaten. Ich bin besonnener, als ich es während der Basedow-Schübe war, aber ich habe durch Morbus Basedow gelernt, weniger faule Kompromisse einzugehen. Die Verluste nehme ich in Kauf. Und meine wirklich guten Freunde freuen sich darüber, dass ich dabei bin, meinen Weg zu finden, auch wenn eben diese Personen dadurch ab und an mal einen „vor den Bug" bekommen. Ich habe mit meinem engeren Umfeld darüber gesprochen, dass ich einfach nicht mehr so vieles hinnehmen kann. Dass ich das Bedürfnis habe, meinem Unmut Luft zu machen. Und obwohl das manchmal unangenehm für alle Beteiligten ist, schafft es Klarheit. Und das kommt dem Miteinander schließlich zugute ...

Neben Reizbarkeit und Unruhe leiden Basedow-Kranke häufig unter Angstzuständen oder Panikattacken. Der Überschuss an Schilddrüsenhormonen und die gesteigerte Katecholaminwirkung (Stresshormone) verursachen Schlafstörungen, Herzrasen, Durchfall, Schwitzen und Zittern.
Die gleichen Reaktionen treten auch auf, wenn ein gesunder Mensch Angst hat. Die zahlreichen Symptome erlebt er dann als hochgradig beängstigend.
Selbst wenn die Diagnose gestellt ist, kann sich der Erkrankte kaum aus der Nervosität und der Angst lösen, solange Herzrasen und andere Symptome nicht beseitigt sind.
Das Zuviel an Schilddrüsenhormonen wirbelt also den Körper und die Psyche durcheinander. In einigen Fällen treten sogar Psychosen auf, sodass manchmal eine Einweisung in die Psychiatrie erfolgt. Auch ausgeprägte psychisch-psychiatrische Symptome können sich durch Normalisierung der Schilddrüsenhormone vollständig zurückbilden.

Kommt es im Verlauf der Behandlung zu einer Schilddrüsenunterfunktion, wird die Psyche gegenteilig belastet. Müdigkeit, Antriebslosigkeit, Gedächtnisschwäche und Depression können auftreten. Auch in diesem Fall führt eine Normalisierung der Schilddrüsenwerte zum raschen Abklingen der Symptome.
Nicht vergessen werden sollten die Sexualhormone. Eine Veränderung der Schilddrüsenhormone bringt fast regelmäßig eine Veränderung der weiblichen und männlichen Hormone mit sich. Auch diese Hormone (Östrogene, Progesteron, Androgene) können die Psyche nachhaltig beeinflussen. Wichtig ist, im Rahmen der Behandlung daran zu denken und gegebenenfalls auch hier eine ausgleichende Therapie einzuleiten.

Psyche und Krankheitserleben

Für das psychische Gleichgewicht ist die Basedow-Krankheit ein einschneidendes Erlebnis. Als „Gang durch die Hölle" wird sie von einigen Betroffenen beschrieben. Im akuten Stadium beeinträchtigt sie alle Lebensbereiche: die Arbeit, Freundschaften und Familie. Gelegentlich ist das Arbeiten für lange Zeit nicht möglich und führt zum Arbeitsplatzverlust, eventuell sogar zum sozialen Abstieg. Sind die Krankheitssymptome so dramatisch, dass eine Einweisung in die Klinik oder gar auf die Intensivstation erfolgt, muss sich die Psyche mit einer Extrembelastung auseinandersetzen. Das Erlebnis einer lebensbedrohlichen Situation kommt zum Teil erst lange nach der akuten Krankheitsphase wieder an die „seelische" Oberfläche und verlangt nach Bearbeitung.
Stehen psychische Symptome im Vordergrund der akuten Erkrankung, wird bei einigen Patienten die Krankheit gelegentlich erst im psychiatrischen Krankenhaus erkannt. Solche Situationen sind, wie man sich leicht vorstellen kann, ein Schockerlebnis für die Seele.
Alle Körperfunktionen laufen in der akuten Krankheitsphase auf Hochtouren. Körper und Seele sind aufs Äußerste gespannt. Alle äußeren Eindrücke werden intensiviert. Die Wahrnehmung verändert sich.

Durch Morbus Basedow ausgelöste Psychosen bilden sich nach Normalisierung der Schilddrüsenhormone vollständig zurück.

Auch bei weniger schweren Verläufen kann die Psyche dabei nicht unbeeinträchtigt bleiben.
Der Körper macht scheinbar, was er will. Die Kraft nimmt ab, während gleichzeitig die Unruhe steigt. Die Seele ist dem Geschehen mehr oder weniger hilflos ausgeliefert. Angst und Selbstzweifel entstehen.
Der Erkrankte erlebt sich als schwach und unsicher. Seine Fragen nach Ursache, Symptomen und Therapiemöglichkeiten bleiben oft unbeantwortet.
Wirkt die Therapie und verschwinden die Symptome, beruhigt sich auch die Psyche. Zurück bleibt aber häufig eine tiefe Verunsicherung. Zur Aufarbeitung sol-

cher einschneidenden Krankheitserlebnisse ist die professionelle Hilfe durch einen Psychotherapeuten oft eine wertvolle Unterstützung.
Wenn andere Ursachen nicht genau geklärt sind, liegt die Vermutung nahe, die Krankheitsursache in der psychischen Verfassung zu suchen. Da das Bedürfnis nach einem Krankheitsgrund groß ist (so genanntes „Kausalitätsbedürfnis"), greift man zum nächst liegenden, der Psyche. Der Kranke empfindet sich zudem auch als psychisch angeschlagen. Da nahezu niemand ein gänzlich stressfreies Leben führt, findet sich bei fast jedem schnell ein Grund, der die Krankheit erklärbar macht. Oft ist allerdings die nächst liegende Lösung nicht immer die richtige.

Psyche und Krankheit können sich gegenseitig beeinflussen.

Wie bei vielen anderen Erkrankungen ist es für Freunde, Mitarbeiter und Angehörige ebenfalls oft bequemer, an eine psychische Ursache der Erkrankung zu glauben. Manche Menschen meinen, dass sie durch eine stabile Psyche vor solchen Krankheiten geschützt sind.
Auch für viele Kranke scheint es günstiger, die psychischen Ursachen in den Vordergrund zu stellen. Ist die Psyche „schuld", dann kann ich als Betroffener selbst etwas dagegen unternehmen. Ich bin dann nicht passiv einem Schicksalsschlag ausgeliefert, sondern kann in Eigenregie etwas tun.
Der Weg aus der Passivität als Patient zur Aktivität als Mittherapeut stärkt das Selbstvertrauen. Diese neue Sicht der eigenen Rolle in der Krankheit als Weg zur Selbsthilfe ist in vielen Fällen hilfreich.
Der Basedow-Kranke, der seine Krankheit nicht allein den Ärzten überlässt, sondern sich selbst informiert und hilft, gewinnt an Selbstvertrauen und Sicherheit und hat damit bessere Chancen, gesund zu werden.

Psyche und Augenerkrankung

Viele an Morbus Basedow erkrankte Menschen leiden ganz besonders an den hervortretenden Augen, der endokrinen Orbitopathie. Die Krankheit wird hier nach außen sichtbar. Die Augen erscheinen durch ihr Hervortreten groß, oft auch gerötet, oder treten plötzlich im hitzigen Gespräch hervor. Nicht selten platzen auch Äderchen. Kleinere oder größere Areale der Hornhaut sind dann blutunterlaufen. Die Reaktionen der Umwelt sind oft genug verletzend oder gar boshaft. Als „Spießrutenlaufen" wird der Kontakt mit anderen Menschen von einigen Basedow-Kranken beschrieben. Ein Erkrankter berichtete mir, dass er von seinen Arbeitskollegen nur als „Bruder des Marty Feldman" (amerikanischer Komiker mit sehr stark hervortretenden Augen aufgrund eines Morbus Basedow) bezeichnet wurde, was ihn zusätzlich zur Belastung durch die Krankheit sehr verletzte. Eine junge Frau wurde nach Berichten ihres Augenarztes von ihrem Freund als „Froschkönig" bezeichnet und litt sehr darunter.

Nach wie vor sind die Behandlungsmöglichkeiten der endokrinen Orbitopathie begrenzt. Die häufig entstehende Ratlosigkeit bei Betroffenen und vielen Ärzten trägt nicht zur Stabilisierung der Psyche bei.
Die Veränderung des Körperbildes ist eine erhebliche Kränkung und Verletzung der Psyche. Um so mehr, da unsere Gesellschaft dem äußeren Erscheinungsbild, der Jugendlichkeit und Attraktivität einen hohen Stellenwert beimisst. Um mit dieser Situation zurechtzukommen, braucht der Erkrankte Zeit, Ruhe und die Hilfe anderer Menschen. Unterstützung durch Familie und Freunde ist neben der medizinischen Behandlung notwendig.
Oft hilft es, sich genau über die Behandlungsmöglichkeiten zu informieren und gemeinsam mit erfahrenen und geduldigen Ärzten die weitere Therapie zu besprechen. Der Austausch mit anderen Erkrankten, ihr Verständnis, ihre Erfahrungen und auch ihre Fähigkeit, ein normales Leben mit der endokrinen Orbitopathie zu führen, hat mir selbst in schwierigen Phasen immer wieder Mut gegeben.

Psyche und Haarausfall

Im Verlauf der Erkrankung kommt es bei manchen Betroffenen abwechselnd zur Schilddrüsenüberfunktion und -unterfunktion. Besonders die Überfunktion kann zu diffusem Haarausfall führen. Die Haare werden zudem dünn und weich.

Die Haare fallen nicht vollständig aus. Das Haarwachstum normalisiert sich meist nach zwei bis drei Monaten.

Die Schilddrüsenunterfunktion führt dagegen meist zu „struppigen", glanzlosen und brüchigen Haaren. Auch hier kann es gelegentlich zum diffusen Haarausfall kommen.
Der Basedow-Kranke muss auch in diesem Bereich eine Veränderung seiner Attraktivität hinnehmen. Besonders Frauen, die den größten Teil der Erkrankten ausmachen, sind hierdurch psychisch beeinträchtigt. Gelegentlich geht der Haarausfall den anderen Symptomen voraus oder hinkt hinterher.
Die Veränderung der Haare ist in allen Fällen vorübergehend. Es kommt nicht zum vollständigem Haarverlust. Wird die Krankheit behandelt und die Stoffwechsellage stabilisiert, normalisiert sich auch das Wachstum der Haare. Auch in einem Abstand von einigen Monaten nach einer Schilddrüsenoperation kann Haarausfall auftreten, der aber ebenfalls vorübergehend ist.
Der selten als zusätzliche Autoimmunkrankheit auftretende kreisrunde Haarausfall (Alopecia areata) kann zu Hautbezirken mit komplettem Haarausfall führen. Hier ist eine Behandlung durch den Hautarzt erforderlich. Spontanheilungen und erfolgreiche Behandlungen mit Cortison oder neueren, das Immunsystem modulierenden Medikamenten wurden berichtet.

Psyche und Schilddrüsenoperationsnarbe

Nach Operation der Schilddrüse besteht eine Narbe am oberen Dekollete. Einige Frauen empfinden sich dadurch in ihrer Attraktivität erheblich beeinträchtigt. Modische Kleider mit Ausschnitt kommen für sie nun nicht mehr in Frage. Der Hals wird unter Tüchern, Schals oder Rollkragen versteckt.
Die Narbe ist etwas Bleibendes. Neben der Narbe auf der Seele, die von der Krankheit selbst verursacht ist, gibt es auch diese äußerlich sichtbare Narbe. Beim Blick in den Spiegel fällt sie ins Auge, lässt sich in einigen Fällen nicht übersehen. Auch dadurch wird die angespannte Seele mit dem Kranksein konfrontiert.
Meist ist die Narbe spätestens ein Jahr nach der Operation gut verheilt und kaum noch sichtbar. Ein frühzeitiger Einsatz von Narbensalben (z. B. Contractubex, Kelofibrase) kann das Entstehen einer Narbenwucherung verhindern. Die Erkrankten sollte sich und der Narbe Zeit geben. Zeit, sich aneinander zu „gewöhnen“, und Zeit abzuheilen.
Wenn die Narbe gewuchert und aufgeworfen ist, sich ein so genanntes Keloid gebildet hat, lohnt sich der Gang zum Hautarzt. Eine Narbenwucherung lässt sich behandeln. Eine Behandlung mit Narbensalben, Cortisonpflastern, Unterspritzung, Vereisung oder Laserung ist möglich.

Kosmetisch störende Narbenwucherungen können durch den Hautarzt behandelt werden.

Wenn die Narbe im Laufe der Zeit von der Psyche angenommen wird, wie etwa eine Falte im Gesicht, die von einem Teil der Lebensgeschichte erzählt, muss sie auch nicht mehr sorgsam versteckt werden. Mit einer geschickt angepassten Halskette fällt sie in vielen Fällen ohnehin kaum auf.

Psyche und Psychopharmaka

Treten im Rahmen der akuten Erkrankung psychiatrische Symptome auf, ist der Einsatz von Psychopharmaka manchmal sinnvoll. Ebenfalls sinnvoll kann die unterstützende Anwendung bei einer Depression sein. Bestehen chronische Schmerzen, werden Psychopharmaka auch zur Unterstützung einer Schmerztherapie angewendet.
Der durch zahlreiche Symptome verunsicherte und ängstliche Basedow-Patient benötigt aber in der Regel keine Psychopharmaka, sondern neben einer wirksamen Behandlung der Krankheit einen Arzt, der zuhört, mitfühlt, versteht und Mut macht.
Wichtig ist in diesem Zusammenhang, dass Psychopharmaka in den Schilddrüsenstoffwechsel eingreifen und eventuell die Hormoneinstellung erschweren können.

Die häufig sehr ausgeprägten Stimmungsschwankungen und Ängste können in der akuten Phase zusätzlich günstig mit so genannten Betablockern behandelt werden, die auch den erhöhten Blutdruck und die Herzfrequenz vermindern. Der vorübergehende Einsatz von Beruhigungsmitteln kann hier durchaus sinnvoll sein.

Psychopharmaka sind nicht angebracht, um aus dem klagenden Patienten einen stummen Patienten zu machen.

Dient der Einsatz von Psychopharmaka nur der Ruhe des Arztes, der hofft, sich dann die Beschwerden des Patienten nicht mehr anhören zu müssen, sollten Sie skeptisch sein. Der Basedow-Patient ist meist kein einfacher Patient für die behandelnden Ärzte, um so mehr wird er dankbar sein, wenn er einen verständnisvollen Arzt findet.

Psyche und ...

Krankheitsverständnis bei Freunden und in der Familie

Der Morbus Basedow kann in unterschiedlichen Schweregraden auftreten. Es gibt kürzere und längere Krankheitsphasen. In den meisten Fällen ist die Krankheit auch eine Belastungsprobe für Partner, Familie und Freunde. Vielfach nimmt die Krankheit das Erleben und Denken des Betroffenen ganz in Beschlag.

Der Erkrankte zieht sich oft zurück, um sich auszuruhen und Stress zu vermeiden. Für Gesunde alltägliche Abläufe werden vom Kranken als Stress empfunden. Das kann Unverständnis bei Freunden und Angehörigen auslösen. Spricht der Kranke zu oft von seinen Beschwerden, kann das zur sozialen Isolation führen.

Die Krankheit stellt somit auch erhebliche Anforderungen an die Umwelt des Erkrankten. Erschwerend kommt hinzu, dass der Morbus Basedow kaum bekannt ist. Wie soll für etwas Verständnis aufkommen, womit selbst viele Ärzte nicht vertraut sind?

Mit Geduld und Zuspruch sollte das Umfeld dem Kranken helfen. Ehepartner oder Kinder, die unter der „übermächtigen“ Krankheit selbst zu leiden beginnen, sollten sich nicht scheuen, Hilfe von anderen anzunehmen.

Krankheitsverständnis der behandelnden Ärzte

Sicherlich hat jeder Basedow-Kranke im Verlauf der Krankheit eine Reihe verschiedener Ärzte kennen gelernt. Die Schilderungen von unerfreulichen Erlebnissen beim Arztbesuch übertreffen dabei bei weitem die positiven Erlebnisse. Oft hat der Betroffene bereits eine Odyssee hinter sich, bevor die Krankheit diagnostiziert wird.

Der Arzt lernt im Allgemeinen während des Medizinstudiums nur sehr wenig über Hormonerkrankungen wie den Morbus Basedow. Er erinnert sich oft gerade noch an die so genannte Merseburger Trias (hervortretende Augen, Schilddrüsenvergrößerung und Herzrasen). Erfolgt keine Vertiefung des Fachwissens durch Spezialisierung oder eigene Erfahrungen mit Erkrankten, kann er auf die Fragen der Erkrankten keine befriedigende Antwort geben. Nur allzu schnell wird der Basedow-Kranke vom nicht erfahrenen Arzt als psychisch krank, depressiv, als Querulant oder Hypochonder eingeordnet. Er bekommt oft sehr schnell ein Beruhigungsmittel verschrieben, ohne dass seine Beschwerden genau angehört werden.

Es ist demnach sehr wichtig, einen Experten zu finden, der Spezialwissen und Erfahrung besitzt und zudem noch Geduld und Verständnis für den Erkrankten aufbringt.

Wechseln Sie den Arzt, wenn Sie sich fachlich oder menschlich nicht gut behandelt fühlen.

Zur Therapieentscheidung sollten Sie die Einholung einer zweiten Meinung nicht scheuen. Ein guter Arzt wird dadurch nicht gekränkt sein. Der allgemein niedrige ärztliche Kenntnisstand zum Morbus Basedow und zur endokrinen Orbitopathie führt leider immer noch bei zahllosen Betroffenen zu einem langen Leidensweg vor und auch nach Stellung der richtigen Diagnose.

Was kann ich meiner Psyche Gutes tun?

In einer Selbsthilfegruppe für Morbus-Basedow-Kranke kam es unter den Betroffenen zu einer kurzen Auseinandersetzung im Rahmen der Gründung der Selbsthilfegruppe. Zwei sehr engagierte Betroffene waren sich nicht einig, ob der Begriff „Selbsthilfe“ nicht besser durch den Begriff „Hilfe für andere“ zu ersetzen sei. „Selbsthilfe“ sei ja nur Hilfe für sich selbst und deshalb eventuell ein Zeichen für Egoismus.

Diese Diskussion ist typisch für Menschen mit Basedow. Basedow-Kranke neigen dazu, sich für andere aufzuopfern, den ganzen Einsatz für andere zu bringen und dabei so perfekt wie möglich zu sein. Ich kann mich an keinen akut Basedow-Kranken erinnern, der entspannt und untätig im Sessel gesessen hätte und es sich selbst richtig gut gehen ließ. Dabei ist es für den Basedow-Kranken notwendig, erst einmal sich selbst zu helfen, bevor er anderen hilft. Der Begriff „Selbsthilfe“ ist deshalb meiner Ansicht nach ein sinnvoller Begriff.

Natürlich ist es auch schön und wichtig, wenn Menschen sich für andere Menschen einsetzen. Aber für den Basedow-Kranken ist es von großer Bedeutung, sich selbst wahrzunehmen und sich selbst etwas Gutes zu tun. Denken Sie an sich und wie Sie selbst zu Ruhe und Entspannung finden können. Wann haben Sie sich Zeit gegönnt und etwas nur für sich selbst getan? Nehmen Sie sich diese Zeit für sich, machen Sie Pausen, gönnen Sie sich etwas Schönes – ein Buch, gute Musik, einen Spaziergang. Sie werden nicht sofort zu einem Egoisten werden, wenn Sie an sich selbst denken. Statt dessen sollten Sie auch auf diese Art der Krankheit entgegenwirken. Im akuten Krankheitsstadium ist es sehr viel mühsamer, eine Erholungspause zu machen, als dem Drang nach Aktivität nachzugeben.

Pflegen Sie sich, so wie Sie jemand anderen pflegen würden, der dieselbe Krankheit hat. Nehmen Sie nicht jede zusätzliche Arbeit an, sondern planen Sie ganz bewusst Pausen ein. Teilen Sie Ihrer Umgebung mit, dass die Krankheit Ihre Leistungsfähigkeit einschränkt, selbst wenn viele Basedow-Kranke nicht krank aussehen.

Manchmal tut es auch einfach gut, eine Weile traurig und verzweifelt zu sein und sich anschließend mit neuer Kraft dem Morbus Basedow entgegenzustellen. Im Verlauf der Krankheit sind Höhen und Tiefen üblich.

Berichte von Betroffenen

Eine große Hilfe können Erfahrungsberichte von anderen Kranken sein. Zwar unterscheiden sich die Krankheitsverläufe in Dauer und Schweregrad oft erheblich, trotzdem ähneln sich viele Erfahrungen.
Schilderungen von Menschen, die akute Krankheitsphasen erlebt und bewältigt haben, können eine wichtige Unterstützung sein. Auch Berichte von Betroffenen, denen es gelungen ist, sich mit den vom Morbus Basedow verursachten Schwierigkeiten zu arrangieren, sind eine wertvolle Hilfe.
Aus meiner persönlichen Erfahrung kann ich Ihnen empfehlen, sich auch mit der Bewältigung von Krankheit nicht zu überfordern. Oft ist „Zusammenreißen" kein geeignetes Mittel. Als Vergleich kann folgende Situation gelten: Fast niemand kann ein schweres Gewicht untrainiert auf Anhieb hochstemmen. Dazu braucht es Zeit, Training und vielleicht ein paar Tipps. So wie sich die Leistung eines Gewichthebers erst durch Training über einen bestimmten Zeitraum verbessert, so verbessern Sie Ihren Umgang mit der Krankheit, wenn Sie sich die notwendige Zeit dazu nehmen. Zusätzlich können auch die Erfahrungen von anderen Erkrankten nützlich sein.

Bericht 9: Erinnerung von Frau Ursula Greger, Selbsthilfegruppe Jena

Morbus Basedow – eine lebensverändernde Krankheit

Als ich 1994 zu einem erfahrenen Endokrinologen überwiesen wurde, war es höchste Zeit für eine gezielte ärztliche Behandlung meiner Schilddrüse. Der Arzt erklärte mir sehr vorsichtig, ich hätte eine Schilddrüsenüberfunktion mit Autoantikörpern, also Morbus Basedow. Mein Zustand sei lebensbedrohlich.
Basedow? Obwohl ich immer an populärwissenschaftlichen Beiträgen interessiert war, konnte ich diese Krankheit nicht in die bekannten Krankheitsbilder einordnen. Aber eines wusste ich: Glotzaugen gehören zu Basedow. Von den Hinweisen des Arztes, wie die Symptome meiner Krankheit zu behandeln seien, blieben nur lückenhafte Bruchstücke im Gedächtnis haften. Mein Kopf arbeitete wie im Fieber. Nur mit Mühe konnte ich noch aufrecht gehen. Alle Körperfunktionen liefen auf Hochtouren. Den Herzschlag spürte ich bis zum Hals und laut hörte ich ihn, wenn ich nachts wach im Bett lag. Der Puls raste zwischen 140 und 160 Schlägen pro Minute, in den Ohren schwirrte es schrill. Die Hände zitterten so sehr, dass ich Mühe hatte, das Teeglas zu halten oder ordentlich zu schreiben. An den Beinen zeigten sich Ödeme. Hitzewellen, die meist in der Hüftgegend begannen, durchzogen meinen Körper bis zum Kopf. Ich funktionierte einfach nur noch. Mein Körper war völlig entkräftet und ich fühlte mich sehr elend.

Im Gesundheitslexikon begann ich über Morbus Basedow nachzulesen. Natürlich traf die Merseburger Trias auf mein Krankheitsbild zu. Aber sie beschrieb in keiner Weise mein wirkliches Befinden. Scheinbar urplötzlich hatte ich diese Krankheit bekommen. Zunächst ohne die großen Augen, die bekam ich erst sechs Monate später.
Für mich begann eine Zeit mit unsagbarem Leidensdruck. Diese Krankheit beherrschte meinen Körper und mein Denken Tag und Nacht.
Wo lagen die Ursachen für diese Krankheit? In meiner Verwandtschaft kannte ich keinen Fall von Morbus Basedow.
Hatte ich mich wirklich zu wenig geschont? Bisher war ich stets für alle dagewesen. Ich sah, wo die Arbeit liegt, arbeitete flink und gut, hatte Erfolg im Beruf, erfüllte alle Erwartungen in der Familie. Wenn es notwendig war, übernahm ich auch noch Arbeiten anderer.
Beschäftigten mich schon lange zurückliegende bösartige Anschuldigungen und Verleumdungen immer noch? Sie waren so hinterhältig und grotesk und ließen mich jetzt noch sprachlos werden.
Oder war das Kontrastmittel der Auslöser? Ich erinnere mich: Damals vor einem Jahr, wurde mir während einer Szintigraphie die Schilddrüse sehr heiß. Tagelang war ich total „aufgedreht".
Nach sechswöchiger Krankschreibung ging der Alltag weiter: Beruf, Pflege der schwerkranken Schwiegereltern und Haushalt. Keine Unterstützung und kein Verständnis für meinen Zustand.
Bei meinen Berufskolleginnen galt ich als unausgeglichen und rechthaberisch. In der Ehe gab es häufig Streit. Mein Mann begriff meinen Zustand nicht. Ich war immer in Eile, immer vorwärtstreibend und rastlos, hatte keine Geduld mehr mit anderen. Meine Gefühlswelt schwankte zwischen himmelhoch jauchzend und zu Tode betrübt. Oft war mir mein unangemessenes Reagieren bewusst, aber es gelang mir nicht, mich richtig zu steuern. Peinliche Situationen entstanden.
Trotz alledem stürzte ich mich in die Arbeit. Die kreativen Gedanken versiegten selten. Im Gegenteil. Ohne müde zu werden, konnte ich bis weit in die Nacht hinein arbeiten.
Den Gewichtsverlust von 12 kg nahm ich als positive Randerscheinung hin. Dass ich vier Zentimeter kleiner geworden war, glaubte ich dem Arzt nicht. Das musste er mir erst beweisen.
Doch neue Probleme tauchten auf: Obwohl ich glaubte, die Wechseljahre gut überstanden zu haben, hatte ich plötzlich immer wieder heftige Blutungen. Eine Ausschabung wurde nötig, aber vorher mussten erst meine Schilddrüsenwerte stabilisiert werden.

Arztbesuche, Arztbesuche, Arztbesuche. Trotz voller Berufstätigkeit. Ich fühlte mich nur noch gehetzt. Dabei sehnte ich mich so nach Ruhe.
Mehr noch als die Unruhe im Körper belasteten mich zunehmend meine Augen.
Morgens waren die Augenlider prall und verliehen mir ein interessantes Aussehen. Doch bald begannen die Augäpfel beim Waschen zu schmerzen. Sie wurden von Tag zu Tag druck- und lichtempfindlicher. Ständig hatte ich das Gefühl, Sandkörnchen in den Augen zu haben. Bei heftigen Hitzewellen begannen die Augen zu dampfen, sodass die Brille beschlug.
Auch am Computer und beim Reden bekam ich Probleme. Die Konzentrationsfähigkeit ließ nach. In die Schriftstücke schlichen sich Rechtschreibfehler über Rechtschreibfehler. Beim Nachlesen verschoben sich die Zeilen. Um Bilder besser erkennen zu können, musste ich manchmal die Augen zusammenkneifen. Das alles steigerte meine Reizbarkeit noch mehr.
Trotz einsetzender Cortisonbehandlung traten die Augen weiter aus den Höhlen hervor. Nicht selten platzten Äderchen „Iih!“ oder „Das sieht eklig aus“, hörte ich die Leute sagen. Als ich mit einer Gruppe Jugendlicher angestrengt diskutierte, hielt ein Junge plötzlich die Hände zur Schale und rief: „Pass auf, gleich fallen sie raus“. Ich fühlte mich wie an einen Pranger gestellt. Da half auch keine dunkle Sonnenbrille. Ich war am Verzweifeln.
Die Bestrahlung der Augenhöhlen mit ionisierenden Strahlen brachte neue Ängste. Zehn Bestrahlungen mit rechts und links je 1,5 Gray wurden für mich berechnet. Das war im Verhältnis zu Krebsbestrahlungen eine geringe Dosis. Aber was, wenn das Auge getroffen wird?
Eine Gesichtsmaske bewahrte mich davor, dass ich mit der Markierung der Bestrahlungsfelder zum Dienst gehen musste. Mehr noch als die Bestrahlung selbst belastete mich aber das Warten zwischen all den gezeichneten Krebspatienten – vom Kind bis zum Greis – im Wartezimmer der Radiologie. So viel Leid konnte meine überempfindliche Seele nicht ertragen. Noch heute drängen sich mir diese Bilder auf.
Nach den ersten drei Bestrahlungen schmerzten die Schläfe und der Kopf. Da die Geräte oft ausfielen, kam ich nicht pünktlich zum Dienst zurück. Neue Stresssituationen entstanden.

Von da an beschloss ich, für mich zu denken und zu handeln. Es war das erste Mal, dass ich einen Arzt bat, mich zehn Tage krankzuschreiben.
Die Ruhe, die ich nun nach der Bestrahlung zu Hause fand, tat mir sehr gut. Ich hatte jetzt Zeit, meine Schläfen mit Penatenpuder zu kühlen, mittags eine Stunde zu schlafen und nachmittags in Ruhe spazieren zu gehen.

Bei der Frage, ob ich die Radiojodtherapie einer Operation der Schilddrüse vorziehen würde, entschied ich mich für die Chirurgen. Doch auch hier wieder Ängste, denn ich übte einen Sprechberuf aus. Im Krankenhaus musste ich um die Operation durch den erfahrensten Arzt kämpfen. In meiner Krankenakte vermerkte man meinen „Ausbruch" als Psychose. Egal. Die Hauptsache, ich wurde so schnell wie möglich wieder berufstüchtig, denn da ich nicht mehr voll belastbar war, bekam ich ernsthafte berufliche Probleme.

Die Operation brachte mir die erste große Erleichterung. Ich konnte wieder ruhiger schlafen und verfiel nicht immer in Hektik. Auch körperlich wurde ich wieder belastbarer. Nur die Augen waren noch furchtbar groß, drückten, brannten und waren gerötet. Nicht selten hatte ich Einblutungen in der Hornhaut. In Büchern fand ich Hinweise auf Augenbäder mit Augentrost-Tee und auf die Verordnung von Vitamin-B-Komplex bzw. auf die Vitamine B6 und B12 bei Augenkrankheiten.

Endlich konnte ich etwas für mich selbst tun. Dreimal täglich badete ich meine Augen in einem Augenglas mit einem auf Zimmertemperatur abgekühlten Aufguss aus Augentrost-Tee. Außerdem nahm ich regelmäßig Vitamin-B-Komplex-Tabletten oder Vitamin B Duo entsprechend den Hinweisen im Beipackzettel ein. Nach vier Wochen begann ich eine sehr geringe Linderung zu spüren.

Dennoch dauerte es noch ein ganzes Jahr, bis ich spürte, dass die Leidenszeit ein Ende haben wird.

Nun war ich auch kurfähig.

Der Chirurg hatte rechts und links von meiner Schilddrüse noch kleine Reste stehen lassen, sodass nach gewissenhafter Einstellung durch meinen Endokrinologen täglich eine Hormonzugabe von 50 μg L-Thyroxin ausreichte.

In der Kurklinik wurde ich mit Sorgfalt betreut. Das erste Mal in meinem Leben hatte ich nur an mich zu denken. 30 Minuten Schwimmen täglich, ruhiges Gehen im Wald, etwas Venentraining, zweimal wöchentlich eine leichte Ganzkörpermassage und vorsichtige Sonnenbäder ließen meine Seele allmählich wieder genesen.

Mit großer Gewissenhaftigkeit nehme ich nun schon über mehrere Jahre jeden Morgen 30 Minuten vor dem Frühstück L-Thyroxin ein. Würde mich die große Narbe am Hals beim Betrachten im Spiegel nicht an Erlebtes erinnern, könnte ich fast vergessen, dass ich an Morbus Basedow erkrankt war. Auch die Augen sind wieder zurückgegangen.

Ich bin wieder voll leistungsfähig, aber ich habe auch gelernt, sorgsamer mit mir umzugehen und auf Signale meines Körpers zu achten.

Bericht 10: Betrachtung von Frau Anke Hagenbach (geb. 1968, Diagnose MB im Dezember 1997), Selbsthilfegruppe Morbus Basedow Hünxe

Morbus Basedow – ein Höllentrip mit angezogener Handbremse

An Morbus Basedow erkranken Menschen mit genetischer Veranlagung.
Meiner Theorie nach zeigen sie in der Regel anschauliche Eigenschaften.
In der Arbeitswelt selbstbewusst, leistungsorientiert, verantwortungs- und pflichtbewusst, diszipliniert, gewissenhaft, fleißig und akkurat –
im Privatleben selbstständig, couragiert, ordentlich, zuverlässig, hilfsbereit, emotional, großherzig, fürsorglich, selbstlos und aufopferungsbereit.
Kurz gesagt: Perfektionisten, wahre Helden des Alltags, die nach Anerkennung streben.

Viele Betroffene personifizieren den Morbus Basedow anfangs als einen „gemeinen Kerl".
Warum?

Vielleicht, weil er charakterlos, skrupellos und niederträchtig daherkommt?
Rücksichtslos und gewissenlos zuschlägt?
Er sich nicht in die Karten schauen lässt?
Er sich von hinten anschleicht, um dann von einen auf den anderen Tag alles aus der Bahn zu werfen?

Diese und so mach andere Begründungen lassen sich finden,
um ihn einen „gemeinen Kerl" zu nennen.

Er lässt sich nicht fassen, nicht angreifen.
Er ist immer einen Schritt schneller, schlauer und gerissener.
Er ist viel vorausschauender, als es der Betroffene anfangs begreifen und verinnerlichen kann.
Und er wütet.
Wütet so lange, bis man ihn verstanden hat.
Bis man ihn annimmt und ihm seine Rechte eingesteht,
bereit ist, ihn zu akzeptieren und von nun an wissend,
dass es kein Leben mehr ohne ihn gibt.

Mit Morbus Basedow änderte sich mein Leben von Grund auf.
Von der Lebensqualität, so wie ich sie kannte,
musste ich mich schweren Herzens trennen.

Er täuschte mir vor, noch aktiver sein zu können, noch mehr Dinge in der gleichen Zeit zu erledigen, ein Energiebündel zu sein.
Oh wie er lügen kann!
Was er mir vorgaukelte, nahm ich freudigst an.
Bis ich an diesen Punkt kam, an dem nichts mehr so ist,
wie es war, und auch nie mehr so sein wird.
Meine Kraft verließ mich.
Einfach so. Ohne vorherige Ankündigung?
So sah ich es zu diesem Zeitpunkt.
Und dabei habe ich die Anzeichen nur nicht erkannt.
Habe sie falsch gedeutet.
Habe ihn unterstützt,
ihm unwissend das Futter gegeben, damit er stärker wird,
damit er das Sagen über meinen Körper bekommt.
Und nun erkannte ich, da ist etwas falsch gelaufen.
Ich habe meinem Körper nicht genügend Beachtung gegeben.
Ich habe ihn als selbstverständliche Hülle mit Funktionen angesehen, als mehr nicht.
Und dieser Körper sagt jetzt: STOP! So geht es nicht weiter.
Die Beschwerden zeigten mir, dass ich die Notbremse zu ziehen habe.
Ich musste dem Morbus Basedow den Boden entziehen.
Ihm zeigen, dass ich stärker bin.
Aber – ein Kraftakt half mir hier überhaupt nicht weiter!

Während meiner akuten Phase – und wenn ich mich auch unaufhörlich versuchte anzustrengen, ich konnte nicht mehr, auch wenn ich noch so sehr wollte.
Das, was hilft, war für mich nicht akzeptabel.
Geduld, Ruhe, Schonung, Gelassenheit kannte ich nicht.
Es passt nicht zu mir.
Es lässt sich keinesfalls in meine typischen Charakterzüge einordnen.
War es nicht schon unerträglich, wenn ein grippaler Infekt oder ein gebrochenes Bein mich für Tage oder gar Wochen aus dem Verkehr zog?

Warum ist eine Frage, die wahrscheinlich immer wieder im Laufe
einer chronischen Erkrankung auftaucht.
Es lohnt nicht, diese Frage zu stellen.
Denn ein „Warum?“ blockiert.

Aber die Frage „Wozu?“ dagegen ist ein richtungsweisender Ansatz.
So habe ich gelernt, mich mit mir selbst zu beschäftigen.

Was mit dieser vielen Zeit anfangen?
Irgendwann kommt der Punkt, und die Ruhe um einen herum wird erträglicher.
Die Kraft ist da, sich mit seiner Krankheit zu befassen.
Der Körper verlangt nach der Zeit, die er braucht.
Ich habe sie ihm gegeben.
Eine ganz persönliche Zeit –
die Zeit für den Morbus Basedow – bewusst ohne Beschränkung.

Nach und nach habe ich begriffen, was diese Veränderungen wirklich bedeuten.
Mir wurde auf einmal bewusst, was es heißt, gesund zu sein.
Das war vorher selbstverständlich.
Ich sah erst jetzt, als es mir schlecht ging, wie schnell das Leben um uns herum eigentlich ist.
Ich konnte den Anforderungen nicht mehr gerecht werden.
Das Leben um mich lief in vollem Tempo weiter.
Wie soll es auch anders sein – den Knopf zum Abschalten
suchte ich vergebens.

Ich habe mich anfangs daran orientiert, wie es vorher war.
Die gesunde Zeit wurde nebst Wut, Traurigkeit und Verzweiflung mit der kranken verglichen.
Es war, als wenn die Welt aus den Angeln fiel.
Es war das Gefühl, als wenn es ein Ganzes gäbe und dieses Ganze auf einmal in viele kleine Einzelteile zerfiel. Und ich damit beschäftigt war, diese Einzelteile zu sortieren und zu einem neuen Ganzen zusammenzufügen.
Um so überraschender war die Erkenntnis, dass nicht mehr alle Einzelteile zu gebrauchen waren.
Das wirklich Wichtige zu definieren, war ein steiniger Weg in alle Richtungen.
Aber – der Morbus Basedow erlaubt mir jetzt gewisse Freiheiten, die ich mir vorher nie gestattet hätte.

Kann man soweit gehen und sagen, er sollte ein Geschenk sein,
weil er mein gesamtes Leben und meine diesbezügliche Einstellung verändert hat?

Um Himmels Willen – nein!
Ein wahrhaft sehr makabres Geschenk!
Aber ohne diese Erkrankung würde ich heute noch nicht wissen, was Leben wirklich heißt. Ich habe eine große Stärke dazugewonnen.

Und – was ist der richtige Weg?
Jeder Morbus Basedow-Patient wird und muss das allein und für sich persönlich entscheiden.
Ich habe meinen Weg gefunden.
Raus aus der Hölle, aber die Handbremse in greifbarer Nähe.
Mein ganz persönliches Kranksein ist heilsam für mich.
Ich koche heute auf einer weitaus kleineren Flamme.
Und – es schmeckt hervorragend!

Weitere Informationen, Selbsthilfegruppen

M

Informationen zu Schilddrüsenerkrankungen

- Unter www.morbusbasedow.de finden Sie aktuelle Informationen und ein Diskussionsforum für Menschen mit Morbus Basedow.
- Unter www.hashimotothyreoiditis.de können sich Betroffene der Hashimoto-Thyreoiditis im Internet über die Autoimmunthyreoiditis informieren. Ein Diskussionsforum lädt zum Austausch mit anderen Erkrankten ein.
- Schilddrüsen-Liga Deutschland e. V. – Geschäftsstelle – Evangelisches Krankenhaus Bad Godesberg, Waldstraße 73, 53177 Bonn Tel.: 0228 3869060, www.schilddruesenliga.de
- Forum Schilddrüse e.V., Rembrandtstraße 13, 60596 Frankfurt/M. Tel.: 069 63803727, www.forum-schilddruese.de
- Kompetenznetz für autoimmune Schilddrüsenerkrankungen, www.kit-online.org
- Leben ohne Schilddrüse, www.sd-krebs.de

Informationen zu zusätzlichen Erkrankungen

- Autoimmunkrankheit Lupus erythematodes: www.lupus-selbsthilfe.de, www.kollagenose.de, www.lupus-rheumanet.org
- Autoimmunkrankheit Sjögren-Syndrom: www.sjoegren-syndrom.de
- Rheumatische Krankheiten: www.rheuma-online.de, www.rheumanet.org
- Nebennierenerkrankungen: www.glandula-online.de
- Andere Autoimmunkrankheiten: www.autoimmun.org
- HPU/KPU: hpu-info.gmxhome.de
- Vitiligo: www.vitiligo-bund.de, www.vitiligo-verein.de
- Myasthenia gravis: www.myasthenia-gravis.de, www.dmg-online.de
- Entzündliche Darmerkrankungen: www.kompetenznetz-ced.de, www.dccv.de
- Zöliakie: www.zoeliakie-net.de
- Autoimmune Lebererkrankung: www.lebertransplantation.de/autoimmun.htm
- Alopecia areata: www.kreisrunderhaarausfall.de
- Sarkoidose: www.sarkoidose.de
- Endometriose: www.endometriose-vereinigung.de

Selbsthilfegruppen

- Dachverband der Selbsthilfegruppen für Schilddrüsenkranke: Schilddrüsen-Liga Deutschland e. V. – Geschäftsstelle – Evangelisches Krankenhaus Bad Godesberg, Waldstraße 73, 53177 Bonn Tel.: 0228 3869060, www.schilddruesenliga.de

Informationen zu Selbsthilfeorganisationen

- NAKOS Die Nationale Kontakt- und Informationsstelle zur Anregung und Unterstützung von Selbsthilfegruppen Wilmersdorfer Straße 39, 10627 Berlin, Tel.: 030 31018960 E-Mail: selbsthilfe@nakos.de, www.nakos.de

Bücher

Die folgenden Bücher erhalten Sie im Buchhandel:

- Leben mit Hashimoto-Thyreoiditis. Ein Ratgeber; von L. Brakebusch, A. E. Heufelder. Zuckschwerdt Verlag, ISBN 978-3-88603-917-3
- Leben mit KPU – Kryptopyrrolurie; von J. Strienz, Zuckschwerdt Verlag, ISBN 978-3-88603-921-8
- Die gesunde Schilddrüse. Was Sie unbedingt wissen sollten über Gewichtsprobleme, Depressionen, Haarausfall und andere Beschwerden (Originaltitel: Living well with Hypothyroidism); von Mary Shomon, Mosaik-Verlag, ISBN 978-3-442-16388-5
- Der große TRIAS-Ratgeber zur Schilddrüse. Krankheiten und ihre Ursachen verstehen; von P. Pfannenstiel, L.-A. Hotze, W. Schwarz. Thieme Verlag, ISBN 978-3-89373-517-4
- Erkrankungen der Schilddrüse, von G. Mödder. Springer Verlag
- Die Schilddrüse; von F. Spelsberg. Wort&Bild Verlag
- Wirksame Hilfe bei kranker Schilddrüse; von P. Pfannenstiel, L.-A. Hotze. ThiemeVerlag
- Ein hilfreiches Buch bei Beantragung der Feststellung von Schwerbehinderung ist folgender Ratgeber: Schwerbehinderte und ihr Recht. Ein Ratgeber für Behinderte und Angehörige; von G. Schmidt. Bund-Verlag, ISBN 978-3-7663-2731-4
- Mein Lupus erythematodes Tagebuch; von Dorothea Maxin. ISBN 978-3-9806110-0-8

Pharma-Informationsservice

Die Pharmafirmen, die in Deutschland Medikamente für Schilddrüsenkranke produzieren, bieten auf ihren Internetseiten ein breit gefächertes Informationsprogramm für Patienten und Ärzte.

- Berlin-Chemie AG
  Glienicker Weg 125, 12489 Berlin
  Tel.: 030 6707-0, Fax: 030 6707-2120
  E-Mail: info@berlin-chemie.de
  www.berlin-chemie.de
- Hexal AG
  Industriestraße 25, 83607 Holzkirchen
  Telefon: 08024 908-0, Telefax: 08024 908-1290
  E-Mail: service@hexal.de
  www.hexal.de
- Merck KGaA,
  Frankfurter Straße 250
  64293 Darmstadt,
  www.schilddruese.net
- Sanofi-Aventis Deutschland GmbH
  Potsdamer Straße 8
  10785 Berlin
  Telefon: 030 25752000, Telefax: 030 25752001
  www.infoline-schilddruese.de

Index

N